专家教你正确防治心血管病

中国健康教育中心　组织编写

主　编　霍　勇　郭航远

副主编　池菊芳　蒋承建　潘孙雷　郭诗天

编　委　（按姓氏笔画排序）

　　　　吕巧霞　吕海涛　刘华花　许芬娟

　　　　余　瑜　张　杰　周昌钻　孟立平

　　　　赵晶晶　倪婷娟　徐亚维　徐步云

　　　　高飞丹　郭　艳　郭金诺　翟小亚

人民卫生出版社

图书在版编目（CIP）数据

专家教你正确防治心血管病/中国健康教育中心组织编写.
—北京：人民卫生出版社，2017
ISBN 978-7-117-24446-6

I.①专… II.①中… III.①心脏血管疾病-防治 IV.①R54

中国版本图书馆 CIP 数据核字（2017）第 090870 号

人卫智网	www.ipmph.com	医学教育、学术、考试、健康， 购书智慧智能综合服务平台
人卫官网	www.pmph.com	人卫官方资讯发布平台

专家教你正确防治心血管病

组织编写：中国健康教育中心
主　编：霍　勇　郭航远
出版发行：人民卫生出版社（中继线 010-59780011）
地　　址：北京市朝阳区潘家园南里 19 号
邮　　编：100021
E－mail：pmph @ pmph.com
购书热线：010-59787592　010-59787584　010-65264830
印　　刷：三河市尚艺印装有限公司
经　　销：新华书店
开　　本：710×1000　1/16　印张：16
字　　数：254 千字
版　　次：2017 年 6 月第 1 版　2021 年 8 月第 1 版第 9 次印刷
标准书号：ISBN 978-7-117-24446-6/R·24447
定　　价：25.00 元

打击盗版举报电话：010-59787491　E-mail：WQ @ pmph.com
（凡属印装质量问题请与本社市场营销中心联系退换）

前　言

　　随着社会的进步、经济的发展和生活条件的改善，使人们越来越关注自身的健康，越来越重视疾病的预防。虽然信息大爆炸和网络大开放，使得普通百姓比任何时候更容易获得医学知识和健康常识，但是，对于没有专业医学教育背景的普通百姓，面对纷繁复杂、鱼龙混杂的医学信息，常常是无所适从、茫然以对，所以说，从这一点来看，普通民众了解医学知识是相对困难的。阅读医学科普书籍则是获得医学常识的最主要途径。近年来，由于人口老龄化及吸烟、高胆固醇饮食、缺少运动等不健康的生活方式，使得我国的心血管病发病率呈上升趋势，而且有低龄化倾向。我国的心血管病诊疗技术突飞猛进，已经达到了能与西方共舞、与世界同步的水平，药物治疗也与西方国家同质化了，但为什么我国的心血管病发病率居高不下，为什么我国诸如高血压等慢病的治疗率和治愈率常处低谷，关键在于我国普通民众的健康意识和预防能力还比较薄弱，关键在于普通民众的健康素养和科普宣教还比较欠缺，基于此，有一本能为老百姓提供规范正统的心血管病防治知识的科普书已成为了燃眉之急！

　　编者所在的团队曾主持编写了近二十本科普著作，其中心血管病防治系列丛书获得了中华医学科技奖，作为副主编单位参与编写的大型心脏健康科普书获 2016 中国好书。受国家卫计委中国健康教育中心和中华医学会心血管病分会的委托，主持编写心血管病防治这一科普书籍，编者参阅了近年来大量的国内外有关文献和书籍，收集了有关心血管病防、治、康的信息，结合自己多年的临床实践和经验，以问题解答的方式，通俗易懂地向读者介绍了心血管病的类型、危险因素、临床表现、并发症、辅助检查、诊断与鉴别诊断、药物治疗、介入和外科治疗、中医治疗、饮食与运动治疗、日常生活、预防和康复护理等内容。希望此书的出版能为提升全社会的健康素养和预防理念，提高老百姓的健康认知能力和科学素养，培养民众良好的健康生活方式贡献一份力量。如是，则不负中国健康教育中心和中华心血管病分会的一番努力和一片苦心。

最后，由于时间匆忙及水平有限，难免在编写过程中存在些许不足或错误之处，敬请读者给予批评指正。

霍　勇　郭航远

2017 年 3 月

目　录

治 疗 篇

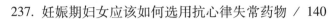

预防康复与自我管理篇

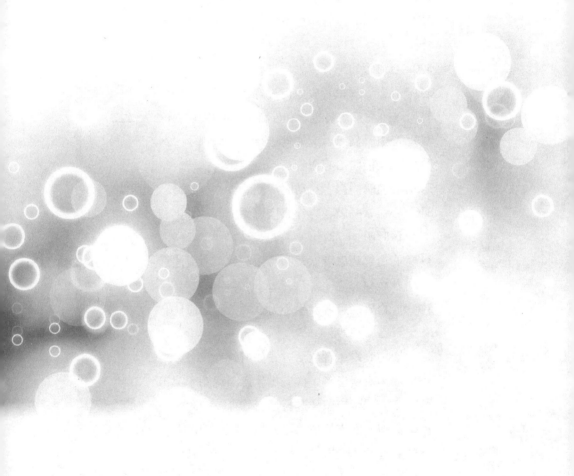

专家教你正确防治
心血管病

1. 什么是心血管病

- 心血管病是心脏和血管的疾病统称，泛指由于高脂血症、血液黏稠、动脉粥样硬化、高血压等所导致的心脏和血管疾病。
- 我国心血管病流行趋势不容乐观。根据《中国心血管病报告2014》，目前心血管病（包括脑血管病）已成为我国城乡居民首要死亡原因，最新统计数据显示，心血管病占农村居民死亡的44.8%，占城市居民死亡原因的41.9%，均位列第一，其后分别是肿瘤、呼吸疾病及损伤/中毒。
- 中国心血管病患病率处于持续上升阶段。目前，估计全国有心血管病患者2.9亿，其中高血压病患者2.7亿，卒中患者至少700万，心肌梗死患者250万，心力衰竭患者450万，肺心病患者500万，风湿性心脏病患者250万，先天性心脏病患者200万。每5个成人中有1名患心血管病。

2. 心血管病有哪些

- 器质性心血管病：高血压、冠心病、心律失常、心力衰竭、心肌炎和心肌病、先天性心脏病、心脏瓣膜病、心包疾病、感染性心内膜炎、心脏骤停与心脏性猝死、主动脉和周围血管病。
- 功能性心血管病：心脏神经官能症。

3. 哪些心血管病与先天遗传有关

- **房间隔缺损**：房间隔缺损为临床上常见的先天性心脏畸形，是原始房间隔在胚胎发育过程中出现异常，致左、右心房之间遗留孔隙。房间隔缺损可单独发生，也可与其他类型的心血管畸形并存，女性多见，男女之比约1∶3。由于心房水平存在分流，可引起相应的血流动力学异常。

- **室间隔缺损**：室间隔缺损指室间隔在胚胎时期发育不全，形成异常交通，在心室水平产生左向右分流。室间隔缺损是最常见的先天性心脏病，约占先心病的20%，可单独存在，也可与其他畸形并存。缺损小者心脏大小可正常，缺损大者左心室较右心室增大明显。

- **肺动脉瓣狭窄**：肺动脉瓣狭窄发病率约占先天性心脏病的8%～10%，肺动脉狭窄以单纯肺动脉瓣狭窄最为常见，约占90%，若跨瓣压差<30mmHg，一般不会出现明显的临床症状。

- **动脉导管未闭**：动脉导管未闭是一种较常见的先天性心血管畸形，占先天性心脏病总数的12%～15%，女性约两倍于男性。约10%的病例并存其他心血管畸形。

- **法洛氏四联症**：法洛四联症（TOF）是一种常见的先天性心脏畸形。其基本病理为室间隔缺损、肺动脉狭窄、主动脉骑跨和右心室肥厚。法洛四联症在儿童发绀型心脏畸形中居首位。法洛四联症患儿的预后主要取决于肺动脉狭窄程度及侧支循环情况，重症者有25%～35%在1岁内死亡，50%患者死于3岁内，70%～75%患者死于10岁内，90%患者会夭折。

- **心内膜垫缺损**：心内膜垫缺损也称为房室间隔缺损或房室通道缺损，是胚胎期由于心室流入道的心内膜垫融合过程中的发育障碍所致。分流量小的患者症状可以不明显，而完全型心内膜垫缺损患者出生后早期即有典型的充血性心力衰竭症状。

4. 心血管病与生活方式改变有关吗

- 引发心血管病的不良生活方式主要有膳食不平衡（过量饮食）、吸烟、过量饮酒、缺乏体力活动和心理压力增加。在这些不良生活方式下，人体就很容易出现肥胖、高血压、冠心病、心律失常、糖尿病等。无论是吸烟、过量饮酒、缺乏体力活动，还是高血压、肥胖、糖尿病、心理压力增加，都是引发心血管病的重要危险因素。尤其是当多重危险因素出现个体集聚或代谢综合征，就极易引发心血管病，发生心肌梗死或脑卒中。

- 改善生活方式可以预防及改善心血管病，主要措施包括：①戒烟；②减轻体重；③减少过多的酒精摄入；④适当运动；⑤减少盐的摄入量；⑥多吃水果和蔬菜，减少食物中饱和脂肪酸的含量和脂肪总量。合理营养的原则为适宜的碳水化合物，中等量的蛋白质、低脂肪；⑦减轻精神压力，保持心理平衡。

5. 哪些心血管病可以被预防

- 高血压的预防：高血压的预防就是发病前期的预防，对已有高血压病危险因素存在但尚未发生高血压的个体或人群的预防，这是最积极的预防方法。对个人来说，主要是防止高血压病的发病或减少患病机会；对人群来说，主要是降低发病率。
- 冠心病的预防：随着科学技术的发展，对冠心病的预防已积累了丰富的经验，取得了显著的效果。冠心病的预防应重点放在防止健康人发生冠脉粥样硬化上，即冠心病的一级预防；对已患有冠心病的患者，重点是防止冠心病的进一步发展，即冠心病的二级预防；冠心病的三级预防是指重症抢救，其中包括康复治疗，预防或延缓冠心病慢性合并症的发生和患者的死亡。一级预防是根本性的预防，也是最重要的预防，二级和三级预防对冠心病患者来说也是很重要的。
- 心肌梗死的预防：预防心肌梗死的发生必须坚持冠心病的一、二级预防措施，同时，在日常生活中还应注意以下几点：①对于冠心病高危人群来说，应禁止搬抬重物；②放松身心，愉快生活；③不可饱餐，不可在饱餐或饥饿的情况下洗澡；④注意气候变化，注意保温；⑤注意心肌梗死的先兆症状，如突然明显加重的心绞痛。

6. 哪些心血管病能够被治愈

- 目前医学界仍认为高血压病是终生性疾病，根治本病的希望将寄托在未来对人类基因研究的成果上。
- 冠心病是可以治愈的，也就是说，冠脉粥样斑块是可以消退的。
- 某些心律失常也是可以被治愈的，如快心率，可以考虑介入和药物治疗，慢心率也可以考虑安装起搏器。
- 心肌炎和心肌病某些也是可以被治愈的，如感染性心肌炎可以通过抗感染治疗；甲亢性心肌病可以通过抗甲亢治疗。但肥厚型心肌病，扩张型心肌病等目前没有有效的治疗方式，只能缓解症状，提高生活质量。

7. 心血管急症有哪些

- 急性胸痛四主征：急性冠脉综合征；主动脉夹层；肺栓塞；张力性气胸。
- 急症心律失常：室颤、室速、严重窦性心动过缓、重度房室传导阻滞等。
- 高血压急症：高血压急症是指在原发性或继发性高血压病患者，在某些诱因作用下，血压突然显著升高（一般超过 180/120mmHg）。高血压急症包括高血压脑病、高血压急症、颅内出血（脑出血和蛛网膜下隙出血）、脑梗死、急性心力衰竭、肺水肿、急性冠脉综合征、主动脉夹层、子痫等。
- 急性左心衰：有劳累后呼吸困难或夜间阵发性呼吸困难的病史，有高血压、肺炎、过度输液等诱因。临床表现为严重呼吸困难、发绀、咳粉红色泡沫样痰、强迫坐位、大汗、口唇轻微发绀、两肺底可听到水泡音等，病情危急，可迅速发生心脏性休克、昏迷而导致死亡。
- 其他：急性心脏压塞、心脏性休克、心脏性猝死等。

8. 什么是心脏性休克和心脏性猝死

- 心脏性休克是指由于心脏功能极度减退，导致心输出量显著减少并引起严重的急性周围循环衰竭的一组综合征。本病死亡率极高，国内报道为70%~100%，及时、有效的综合抢救可增加患者生存率。

- 心脏性猝死是指急性症状发作后1小时内发生的、以意识突然丧失为特征的、由心脏原因引起的自然死亡。近年来，我国随着心血管病发生率的增高，心脏性猝死的发病率也明显增加。

9. 心血管慢病有哪些

- 高血压：经过合理治疗可以不发展至重度。相反，若不坚持治疗，很可能出现严重的心、脑、肾、血管合并症，甚至威胁生命。
- 某些冠心病：冠状动脉粥样硬化、慢性心力衰竭、稳定型心绞痛等，经过合理治疗可以不发展至重度。
- 心律失常：如房性早搏（早搏也叫做"期前收缩"）、室性早搏，房室传导阻滞等。
- 心肌病：经过合理治疗可减慢发展过程，但不能逆转。

10. 心血管病的治疗方法有哪些

- 药物治疗：虽然目前治疗心血管病的方法越来越多，但是药物治疗仍然是基础，是最为重要和首选的方法之一。治疗心血管病的常用药物常按作用机制进行分类，如血管紧张素转换酶抑制剂（ACEI）类、血管紧张素受体拮抗剂（ARB）类、β受体阻滞剂、钙通道阻滞剂、扩血管药、利尿剂、正性肌力药物、调脂类药物、抗心律失常药。也有按具体疾病的治疗药物选择进行分类，如降血压药物、治疗冠心病药物、治疗心功能不全药物、抗凝抗拴药物等。药物的药理作用、适应证、禁忌证、毒副作用及应用注意事项对临床实践都非常重要。同时个体化治疗也是药物治疗成功的关键。
- 介入治疗：介入治疗已经成为心脏疾病非常重要的治疗手段，其技术不断发展，适应证不断扩大，极大地改善了患者的预后和生活质量。介入治疗手段有：经皮冠状动脉介入术（PCI）、射频消融术、心脏起搏器植入术（包括治疗缓慢型心律失常的单腔或双腔起搏器、心脏再同步化治疗及埋藏式心脏复律除颤器）、先天性心脏病经皮封堵术、心脏瓣膜的介入治疗。

- 外科手术：包括冠状动脉搭桥手术、心脏各瓣膜修补及置换手术、先天性心脏病矫治手术、心包剥离术、心脏移植等。

- 其他治疗：筛选致病基因对于遗传性或家族倾向性心脏病的防治具有重要意义，干细胞抑制和血管新生治疗在动物实验取得许多进展，具有良好的应用前景，分子心脏病学也将为临床实践带来更多、更新的诊疗方案。

11. 职业与心血管病有关吗

- 职业与高血压：情绪和压力与高血压有极大的关系，发现高血压发病率最高的职业为服务行业。所以工作负荷比较大的就容易患上高血压，所以在工作之余要适当的调节自己的压力和心情。

- 职业与冠心病：其具体的病因尚不清楚，发病的倾向性和压力不无关系，如医生、警察、护士等紧张和急迫的工作。国内学者在对煤工的流行病学调查中，发现煤工尘肺合并或并发心脑血管病前六位依次为高血压、冠心病、肺心病、脑血栓、肺心病合并冠心病、脑出血等。倒班者工作时间干扰其社会交往，减少其与家人亲友的共享时间，影响娱乐及自主安排活动，使其生理活动、心理活动紊乱，正常的心血管系统各指标均不稳定，特别是作为冠心病重要危险因素的甘油三酯水平比日班显著高出，提示三轮制倒班作业与冠心病发病的职业关系。在对火力发电厂职工死亡率 10 年随访调查后，得到如下结果：心血管病死亡人数为第二位，占 23.0%。澳大利亚报道了男性职业冠心病死亡率的关系，发现司机、商务人员肺心病均比当地居民明显增高。

- 研究认为，工作中的高付出-低回报与多种疾病的发生有关，尤其是冠心病、高血压、抑郁症、酒精依赖。日本的病例-对照研究认为，无论短期或长期的工作紧张，均可导致因心功能障碍而引起的猝死。高紧张-低社会支持者比低紧张-高支持者的急性心肌梗死发生率高。

12. 遗传与心血管病有关吗

- 在目前 3000 多种因遗传因素导致的疾病中，就包括心血管病。例如肥厚型心肌病就是常染色体遗传性疾病，具有遗传异质性，是青少年运动员猝死的最主要原因之一。

- 研究表明，患有心血管病的患者，其父母死于这类疾病的几率比一般人高 4 倍。单卵双胞胎者父母如有此类疾病，则双胞胎们发生心血管病的几率要比一般人高 6 倍。临床就曾发现有这一遗传的一对单卵双生子成年后不久在同一年龄死于心血管病。作为最常见的心血管病中的冠心病就具有家族遗传性。若家族中有人患上冠心病，其下一代就容易患上冠心病。

- 研究调查表明，父母均患冠心病的子女比父母无冠心病的子女，发病率高 4 倍；双亲中若 1 人患冠心病，其子女冠心病发病率为双亲正常者的 2 倍。再以心肌梗死为例，双亲中有 70 岁前发生心肌梗死者，子女心肌梗死的发病风险增高。父母发生心肌梗死的年龄越早，下一代发生心肌梗死的危险越大。

- 在日常生活中发现高血压也有明显的遗传因素，表现为具有先天遗传素质的人到了中年以后就容易发生高血压。据国外调查结果，父母血压均正常，则其子女高血压发病率仅为 3.1%；如父母亲中有一人患有高血压，则其子女高血压患病率为 28.3%；如父母皆有高血压，则其子女高血压发病率可高达 45.5%。且国外有研究指出，人类的心血管病与人种的遗传基因有一定关系。

13. 年龄、性别与心血管病有关吗

- 研究发现，随着年龄的增加，身体功能的下降，患心血管病的风险明显增加，并且发现心血管病发病的概率，男性多于女性，这其中可能和女性的雌激素有关。

- 冠心病是世界范围内导致死亡的首要病因，其中心绞痛多见于 40 岁以上的男性和绝经以后的女性。在国外，50 岁以上男性心绞痛年发

病率为 0.2%，女性为 0.08%。从 21 世纪初起，中国心血管病的发生率呈上升趋势，中老年心血管病的发病率更为明显。

- 人类长期以来就观察到，心血管病发病率与死亡率存在性别差异，女性冠心病的患病年龄要比男性推迟 10～15 年。心脏疾病发生时，在心肌梗死后，年轻女性比男性预后更差。而女性发生心衰的患病率较男性更低，同时女性在心脏病的突发死亡率亦低于男性。流行病学研究表明初潮年龄早和绝经年龄早的女性可能具有较高的心血管病发病风险。

14. 饮酒与心血管病有关吗

- **饮酒与高血压**：长期以来，人们一直将饮酒和高血压、冠心病等心脑血管病联系在一起，认为饮酒是影响血压的一个重要因素，到目前为止关于饮酒与高血压的关系已有大量研究。相关研究认为少量、适量、规律饮酒对机体有益，而长期大量饮酒则对机体产生损害。

- **饮酒与冠心病**：饮酒与冠心病的关系已经进行了大量的研究，但二者的关系一直存在较大争议。国外研究发现每天饮酒 0～20g，冠心病的风险系数是 0.80，每天饮酒 79g 以下具有心脏保护作用，89g 以上冠心病风险增加。研究结论为少量饮酒对心脏保护作用应该受到重视，大量饮酒增加冠心病风险，饮酒量与冠心病、酒精性心肌病风险之间的关系曲线为 J 型曲线而非 U 型曲线。

- **饮酒与心律失常**：乙醇致心律失常是可逆的。具有以下临床特点：各个年龄均可发病；男性青年居多，女性极少见；发生心律失常者均有多年饮酒史，引起的心律失常的类型以室性期前收缩，室性心动过速多见。

- **饮酒与心肌病**：酒精性心肌病的发病与长期大量的酒精摄入有密切关系，多发生于 30～55 岁的男性，通常有 10 年以上过度嗜酒史，临床表现多样化，主要表现为心功能不全和心律失常。戒酒后病情可自行缓解或痊愈。欧美及俄罗斯等国发病率高，国内有散发个案报道，近年来发病呈上升趋势。

15. 吸烟与心血管病有关吗

- 吸烟与高血压：吸烟对人体有害，也是高血压病的危险因素之一。吸烟与不吸烟者的高血压患病率有明显差异，并且增加高血压病患者的并发症与死亡率。有研究指出吸一支烟可使收缩压升高 10 ~ 25mmHg，每分钟心跳可增加 5 ~ 20 次。

- 吸烟与冠心病：许多流行病学研究发现吸烟者的死亡率是不吸烟者的 2 ~ 4 倍，吸烟者较不吸烟者冠心病的发生率高 3.5 倍。烟草中的尼古丁使血清游离脂肪酸增加，促进了甘油三酯和低密度胆固醇合成，高密度脂蛋白下降而发生动脉粥样硬化，从而导致冠心病的发生率增加。

- 吸烟与心律失常：国外有研究指出吸烟较不吸烟者心律失常显著增多，尤以窦性心动过速、房性期前收缩、房性心动过速、心房颤动、室性期前收缩更为明显。

- 吸烟与心肌病：流行病学研究认为吸烟是缺血性心肌病、心肌梗死，尤其是猝死的一种危险因素。吸烟产生的烟碱和一氧化碳是主要有害因素，其作用是加速动脉粥样硬化和冠状动脉血栓形成，造成心肌损伤，使心肌病的发病率增加。

16. 肥胖与心血管病有关吗

- 正常体重粗略估计为：体重（kg）= 身高（cm）- 100，如果体重超过标准10%为超重，超过标准20%为肥胖。另一种简单判定肥胖的方法是计算体重指数 = 体重（kg）/身高的平方（m^2），>25 为超重，>30 为肥胖。

- 多年研究表明，肥胖与高血压、冠心病等有关。不论是儿童或是成年人，体重与血压高低、冠心病发生率均有一定相关性。在一段时间内体重上升快的人，其血压升高也快，发生冠心病的可能性也增加。我国北方人肥胖者多，高血压、冠心病发病率也高。

- 肥胖与心力衰竭：肥胖者往往出现血容量、每搏量及心排血量增加，易发生左室扩张及室壁张力增加，从而导致室壁增厚，增加心脏的血流动力负荷，诱发心力衰竭。随着研究的深入，肥胖本身作为心力衰竭的独立危险因素已被认可。国外研究分析发现 BMI 数值每升高 1，发生心力衰竭的风险在男性增加 5%，在女性增加 7%。

- 肥胖与心律失常：国外有研究表明：肥胖者发生心律失常的几率高于正常人，可能与各种离子通道重构和失衡等因素有关，这些因素导致心肌细胞膜稳定性的异常。心室肌细胞钙离子调控机制在肥胖状态下明显失衡，造成细胞内钙离子浓度明显增高，容易诱发肥胖患者心律失常的发生。

- 肥胖与心肌病：肥胖者出现的心肌病变，且不能由高血压、糖尿病、冠心病以及其他已知疾病所解释，这种心肌病变会导致左心室功能受损，表现为收缩性或舒张性心力衰竭，临床谱较广，从无症状亚临床心功能障碍至 NYHA 分级 IV 级扩张性心肌病，称为肥胖性心肌病。

17. 日常饮食与心血管病有关吗

- 人们生活方式和膳食结构的明显转变，引发了高血脂、高血压、高血糖、肥胖等，这也是导致心脑血管疾病发生率持续上升的主要原因。根据国家心血管病中心的统计数据显示，目前我国患有心血管病的人数至少为 2.3 亿，平均每 10 个成年人中就有 2 人是心血管病患者，每年的心血管病死亡人数高达 300 万人。心血管病已然成为了我国高死亡率、高致残率的第一大慢性疾病。有医学专家指出，要想预防心血管病的发生，就要养成良好的生活习惯和饮食习惯。

- 由于人们的膳食结构向高脂肪、高胆固醇、低碳水化合物转变，饮食中摄取了过多的脂类和醇类，同时又没有配合科学、合理的运动来促进脂类醇类的代谢，导致人体内存在的脂类醇类物质越积越多。久而久之，脂类醇类物质掺杂在血液中会使毛细血管堵塞，此类物质还易与人体内游离的矿物质离子结合，形成血栓。随着血栓的积累，使得血管直径缩小，心脏为了保证正常的供血量，就会加大血压，致使心血管病的形成。在血压持续过高的情况下，有可能出现血管崩裂，发生出血性心血管病。如果血管堵塞严重导致供血不足，就会发生缺血性心血管病。

18. 内分泌异常与心血管病有关吗

- 内分泌疾病引起的高血压包括：皮质醇增多症、原发性醛固酮增多症、嗜铬细胞瘤、肾上腺生殖腺综合征等。另外，还有其他内分泌疾病，如甲状腺功能亢进等。
- 皮质增多症，是由垂体和（或）肾上腺皮质功能亢进所引起的。患者的特征为：面如满月，背如水牛，患者向心性肥胖，多血质，皮肤有紫纹和痤疮及糖尿病倾向，有高血压、腰痛、腿痛、性功能异常，如女性闭经、男性阳痿等。高血压则是最常见的表现，约为90%，血压多为中度升高，伴头痛、头晕、心悸、视物模糊等。长期高血压可使心脏扩大以至于心力衰竭、脑血管意外和肾衰竭。
- 原发性醛固酮增多症，病变发生在肾上腺皮质，可以为腺瘤，也可以是增生，引起醛固酮分泌增多，进而产生了一系列临床表现。它也是一种继发性高血压疾病，占高血压的 0.4%～0.5%。
- 嗜铬细胞瘤，是一组来源于肾上腺髓质、交感神经、神经节及嗜铬组织的肿瘤，个别患者肿瘤可生长在膀胱，也是属继发性高血压常见原因，占高血压的 0.1%～1%，发病年龄在 20～40 岁多见，男性是女性的 2 倍。
- 甲亢，常以突眼、甲状腺肿大、心动过速等为主要症状。由于甲状腺素分泌过多，新陈代谢旺盛，心输出量增加，收缩压明显增高，但舒张压降低，脉压增大，脉强而快，循环时间缩短。1/2 甲亢患者有高血压，且多发于老年患者。

19. 精神因素与心血管病有关吗

- 精神因素与高血压：正常血压的人及高血压病患者受精神刺激后，血压都可能升高，而高血压病患者的血压升高更明显。精神长期紧张和过度疲劳可使大脑皮质功能紊乱，刺激血管运动中枢，使小动脉张力增高，导致血压上升。长期处于紧张状态的人易发生高血压，一些已有高血压的患者因重大精神创伤（如亲人的突然病故）可使血压突然升高，甚至发生脑卒中而死亡的病例。由此可见，精神因素与高血压病有密切关系，精神刺激或过度疲劳均可使血压升高。

- 精神因素与冠心病：不良的精神刺激诸如工作不顺心、人际关系紧张、生活方式突变、家庭纠纷等。这些不良的精神因素可使机体神经内分泌失调，交感神经兴奋性增高，体内儿茶酚胺浓度升高，从而导致血压、胆固醇、甘油三酯和血糖升高；另外心理紧张刺激可通过神经中介机制直接引起血管收缩和痉挛，以上均是冠心病的发病基础。

- 精神因素与心律失常：临床及动物实验的结果都证实精神应激可诱发心律失常，甚至致命的心律失常，如窦性停搏、多发性多源性室性早搏、室性心动过速。通常可诱发心律失常的精神因素包括极度恐惧、惊吓、愤怒、激动、过度兴奋、悲哀、嫉妒及失意乃至绝望、失业、人际关系危机所致的忧虑和忧愁等。

20. 避孕药与高血压、冠心病有关吗

- 口服避孕药物能引起血压升高。服用避孕药剂量越大，时间越长，患高血压的危险也越大。在口服避孕药物的育龄妇女中有10%左右出现血压异常升高。出现血压升高者常见于下列情况：①有遗传特征，如有高血压家族史或黑种人；②原先有肾病或隐匿性肾病；③肥胖、年龄偏大、吸烟、有糖尿病及高血脂病史者。

- 避孕药引起的高血压多在服药后2~5年内出现，有的可在服药后数周内出现。避孕药物引起的高血压一般为轻、中度高血压，少数人可能表现为恶性高血压。在停服避孕药物后，血压可以逐渐降至正常。因此，有高血压倾向的妇女应避免口服避孕药，以防止此类高血压的发生。有血栓栓塞性疾病或其他原因所致的慢性高血压者，也应禁用口服避孕药。对于年龄超过35周岁的肥胖女性，应警惕口服避孕药引起高血压的可能。

- 口服避孕药可增加冠心病的发病率。长期服用避孕药易导致内分泌紊乱和脂质代谢异常，从而出现血脂增高和糖耐量降低，进而促进动脉粥样硬化的发生和发展；服用避孕药可以改变血黏度，促进血栓形成。因此，服用避孕药是育龄期妇女发生冠心病的一个重要因素，特别是那些已具其他冠心病易患因素的妇女。

21. 昼夜节律与心血管病有关吗

- 中医学认为人体是自然界的一部分。自然有阴阳，人身亦有阴阳。人体的阴阳升降、消长反映了气血津液、脏腑组织等物质基础和不同功能属性，以及生命的对立统一运动。
- 许多研究表明：高血压、心律失常、冠心病等心血管病发作呈节律变化，多在清晨和上午。
- 血压受睡眠与活动的影响。睡眠时血压下降，而活动时血压上升。若白天活动，夜间睡眠，则峰值出现在白天。中国人因有午休的习惯，高血压病患者 24 小时动态血压波动规律呈现双峰双谷的现象。偏阳亢型高血压病患者的第一高峰出现在辰时，第二高峰出现在酉时，子时和未时为低谷。偏阴虚型的高血压病患者第一高峰出现在下午，第二高峰出现在上午。
- 心律失常的发生也有昼夜节律性。如室性心律失常在夜间睡眠时减少，上午增加，这种节律性或集中趋势的出现也与自主神经系统对血管的调控作用有关。阵发性房颤的发作时间多为清晨和晚上，这可能与迷走神经张力增高有一定关系。

22. 更年期与心血管病有关吗

- 有研究资料显示，更年期到来后，一方面女性由于雌性激素分泌的大量减少，逐渐缺少雌激素这把"保护伞"，血脂水平、凝血功能及抗氧化系统都会受到影响；另一方面，更年期前后血管活性因子的水平也会发生变化，促进了心血管病发生。因此更年期女性会比男性更容易发生心血管病：高血压、冠状动脉粥样硬化及心肌梗死的发病率急速上升。有数据表明，绝经前女性的心血管病发病率不足同年龄段男性的1/3，而更年期女性的发病率基本和同年龄段男性不相上下。

- 国内有研究认为出现潮热的更年期女性更容易发生高血脂、高血压、体重指数高、腰围增加以及较重的主动脉钙化。出现夜汗的女性，则会增加冠心病的风险。日常生活中经常出现极度的疲劳，无法完成日常工作、眩晕、恶心（特别是用力之后）、心怦怦跳或急跳、晕倒、呼吸急促（尤其在起身之后）、胸痛或背部上半身感觉压力等症状，就应当引起重视，必要时要及时到医院检查。

23. A 型性格与心血管病有关吗

- 美国心脏病专家弗里德曼和罗森曼在研究心脏病与性格的关系时，将人的性格分为 A、B 二型。A 型性格：强烈的上进心、持续的时间紧迫感、永不满足、脾气急躁、性格外向、易激动等；B 型性格：不争强好胜、无竞争压力、不受外界干扰、容易控制自己的情绪等。

- 有学者认为 A 型性格和心血管病的发病机制可能是：与交感神经活性反复增高有关；交感神经的反复兴奋可引起心肌收缩力增强，心率加快，心输出量增多，血管收缩或痉挛，血压升高，从而使心脏负荷加重，心肌耗氧量增加，从而引起心肌缺血和冠心病形成；A 型性格者在应激状态下，血糖升高，血中甘油三酯和胆固醇升高，血黏度增加，这些变化加速了冠状动脉粥样硬化的形成。

- 近年来，有研究发现：A 型性格者易患高血压；A 型性格者冠心病发病率和猝死率分别是 B 型性格者的 1.7 倍和 4.5 倍，更易患高血压和神经症，常伴较多的冠心病危险因素，如高脂血症、糖尿病等。

24. 脑力劳动与心血管病的关系如何

- 城市居民的冠心病、高血压发病率明显高于农村人群，其中以从事脑力劳动的城市居民发病率最高。体力劳动多的人其冠心病发病率比体力劳动少者低 2.5～4 倍；冠心病、高血压病患者参加适当的体力劳动后死亡率明显低于不参加体力劳动的冠心病、高血压病患者。

- 脑力劳动者易患冠心病、患高血压的原因：

  1）脑力劳动者精神较紧张，睡眠时间少，这些常导致神经内分泌功能紊乱，血中儿茶酚胺及皮质醇水平升高，使血压升高和脂质代谢紊乱，最终导致内皮损伤、血黏度和血小板聚集性增高。

  2）久坐可引起机体缺氧，特别是冠状动脉壁，可以直接是动脉内膜损伤，细胞间隙增大，使胆固醇易在管壁沉积下来，造成动脉粥样硬化。

- 对于脑力劳动者和其他非体力劳动者来说，平时应经常参加一些体力劳动和活动，从而减少高血压、冠心病的发生。

25. 体力活动与心血管病的关系如何

- 国外有相关研究提示体力活动多的人群患心血管病发病率较低。

- 体力劳动者不易患冠心病、高血压的原因：

  1）从事体力劳动可以解除精神紧张，帮助神经精神从疲劳中恢复过来。

  2）体力劳动可以消耗多余的热量，避免过多的热量转变为脂肪，从而降低血脂，防止血小板聚集和血栓的形成。

  3）体力劳动有助于降低血压，降低肾上腺素能活性，减少严重心律失常的发生。

  4）体力劳动可扩张微血管，使冠状动脉扩张并促进侧支循环的开放。

26. 维生素与心血管病有关吗

- 维生素种类很多，如维生素 A、维生素 B_1、维生素 B_2、维生素 B_6、维生素 C、维生素 D 和维生素 E 等，维生素是机体氧化还原反应所需酶或辅酶的重要成分，一旦缺乏，就会影响这些生化反应的顺利进行，对机体造成危害。

- 维生素 C 具有抗氧化作用，可防止体内产生有害的过氧化物并清除之，有延缓衰老的作用。动脉粥样硬化患者服用大量维生素 C 可降低胆固醇和血压。

- 维生素 E 可保护动脉壁的内皮细胞免受损伤；改善微循环；能降低胆固醇，升高卵磷脂和高密度脂蛋白；能促进组织细胞再生；能降低心肌细胞的氧耗量；能抑制过氧化脂质的形成，减少冠心病的发生率。

27. B 族维生素与心血管病的关系如何

- 缺乏 B 族维生素不但容易出现贫血症状，更容易增加患心血管病的风险。
- 有研究报告指出，补充烟酸（维生素 B_3）能够降低血胆固醇、甘油三酯及 β-脂蛋白浓度及扩张血管，大剂量的烟酸对复发性非致命的心肌梗死有一定程度的保护作用。
- 如果缺乏叶酸与维生素 B_{12} 则易患高同型半胱氨酸血症。血液中高浓度的同型半胱氨酸对血管内皮细胞有伤害，同时可促进体内氧自由基形成，加速低密度脂蛋白的氧化，激活血小板的黏附和聚集。高同型半胱氨酸血症是多种疾病的危险因子，特别是冠状动脉粥样硬化、老年性痴呆、中风、静脉栓塞等心血管病。此外，血浆中同型半胱氨酸升高还可导致新生儿缺陷和习惯性流产。
- 目前，尚没有专门治疗高同型半胱氨酸血症的药物，但研究已经证实补充维生素 B_6、维生素 B_{12} 和叶酸可以降低血浆中同型半胱氨酸水平，因此中老年人与孕妇应当注意补充 B 族维生素，尤其是维生素 B_6、维生素 B_{12} 及叶酸。40 岁以上的人群在体检的时候，也应当注意查血液中的同型半胱氨酸水平，以保证补充足够的 B 族维生素，保护心脑血管健康。

28. 水质与心血管病的关系如何

- 水质硬度主要是指水中钙和镁的含量。含镁和钙多的水叫做硬水，含镁和钙少的水叫软水。每升含 10mg 氧化钙的水相当与 1 度，低于 8 度的水称为软水，高于或等于 8 度的水称为硬水。

- 大量临床研究表明：饮用水水质的硬度与冠心病的发病率和死亡率呈负相关。即喝软水要比喝硬水易得心血管病。硬水对动脉粥样硬化有预防作用，主要是因为水中的钙、镁离子可以与消化道中的脂肪酸盐类物质相结合，形成不溶性脂肪酸盐类，这些不溶性盐类不能被人体吸收而排出体外，从而减少脂质吸收和高脂血症的发生。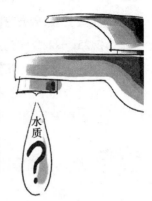

- 在美国东南部的南卡罗莱纳州，饮用水中镁和钙的含量最少，而冠心病患者最多；而在高山地区的科罗拉多州和犹他州的水质较硬，冠心病患者较少。水质硬度低的软水地区，居民的冠心病发病率和死亡率明显高于硬水地区。许多实验证明：缺镁可致心肌结构和功能损伤，使心肌对缺血变得敏感，易诱发冠心病；缺镁还可以引起冠状动脉痉挛、血胆固醇水平升高，诱发高血压和低血钾，并引起室上性心律失常、室性心律失常，严重者可致心脏骤停而猝死。

29. 什么是心血管亚健康

- 亚健康是一种临界状态，即指非病非健康状态，介于健康与疾病之间的状态，故又有"次健康""第三状态""中间状态""游移状态"和"灰色状态"等称谓。

- 亚健康有以下临床特征：失眠或嗜睡；容易健忘；食欲不振；性欲低下；烦躁不安；抑郁或消沉；焦虑不安；疲乏无力；头晕、心悸、气短；大小便问题；免疫力下降等。

- 心血管亚健康，是指一种处于健康与高血压、冠心病等心血管病之间的病前健康低质量状态。常表现为紧张、食欲减退、头晕、头痛、疲劳、失眠、心烦、耳鸣、肢体麻木、心悸、胸闷、气短等不适，而各项检查指标尚未达到疾病的诊断标准。例如测量血压处于正常高值，收缩压 120～139mmHg，舒张压 80～89mmHg；测定血脂处于边缘升高，中国人血清总胆固醇在 5.18～6.19mmol/L，血清低密度脂蛋白胆固醇在 3.37 ~ 4.12mmol/L，血清甘油三酯在 1.70 ~ 2.25mmol/L 即为边缘升高。

● 亚健康是一个动态演变的过程，既有向慢性疾病发展的趋势，也能通过合理干预使之重返健康状态，它为人们重视自身健康状况、预防疾病发生敲响了一记警钟。

30. 临界高血压也是亚健康吗

● 人体处于亚健康状态中，由于身体虚弱，体内多种系统功能下降，虽未达到器质性疾病标准，但已经存在一定疾病隐患。而高血压的亚健康状态，即为临界高血压（高血压前期）。

● 当血压升高进入临界高血压状态时，机体没有明显的器质性损害，缺乏明显的特异症状和体征，不易引起人们的重视，因而容易忽视相关预防调整措施，最终导致高血压的生成。因而有专家指出，这种临界高血压的亚健康状态不仅能够显著增加高血压的患病概率（10 年后 50% 的人会得高血压），同时也增加了心脏病、肾衰竭和脑卒中、脑血栓等疾病的发生。因此，临界高血压对人体健康的影响不容小觑。

● 由于临界高血压有两种发展趋势，一种是通过合理有效地调理降低血压，使其恢复到正常状态；另一种是血压继续上升，最终达到高血压的诊断标准，同时机体出现一系列器质性损伤，由此可见，由于临界高血压的发展具有很大弹性，血压的暂时升高是可以通过人为调治予以抑制缓解的。

● 因此，对于处于临界高血压的亚健康人群来说，为了预防高血压的最终形成，必须对临界高血压引起重视并及时采取合理有效的调理措施。

31. 亚健康可以引起猝死吗

● 亚健康者的自主神经功能常处在不稳定状态，如果在某些时候，一旦突然遇到剧烈的心理情绪波动或过度的疲劳，导致剧烈的自主神经功能紊乱，就会引起心律失常；普通的心律变化可以仅仅是心动过速、偶发早博；但严重时，则甚至可以发生恶性心律失常。其最严重的结果就是发生猝死。猝死，是由于心脏突然无血输出而死亡。

- 心脏之无血输出有两种情况：一是突然心跳停止；二是严重心律失常，或称之为恶性心律失常，如室性心动过速和心室颤动，虽看起来似乎心脏仍在跳动，实际上这是一种无效跳动，是一种无节律、无规则的乱动，这种心跳根本输不出血液，因此产生几乎跟心跳完全停止一样的严重后果。心脏无血输出，人就进入死亡。这也就是亚健康者会导致猝死的原因和机制。

32. 心理因素与心血管病有关系吗

- 冠心病患者易出现双心病：1978 年美国学者提出 A 型性格是引起冠心病的一个独立的危险因素；2004 年欧洲心脏病学会（ESC）：过分紧张是冠心病危险因素，为心绞痛、心梗发病诱发/促发因素；18% ~ 44% 心绞痛发作诱因是情绪障碍如焦虑和抑郁；1/3 的心梗病例发生与情绪激动或精神紧张有关。
- 有关流行病学调查发现：①注意力集中、精神紧张而活动较少的职业高血压发生率高；②高应激区的居民高血压发病率高。
- 心理因素参与冠心病、高血压诱发的机制可能是：情绪长期焦虑、抑郁或经常处于愤怒、恐惧、紧张等不良情绪的刺激下可引起自主神经功能失调激活交感神经系统，肾素-血管紧张管-醛固酮系统平衡失调，引起血压升高，心率加快，血液黏滞度增加，血小板活性激活，促发斑块形成和破裂，血栓形成，诱导冠脉狭窄，冠脉痉挛，最终冠状动脉粥样硬化。心理因素的促发作用绝不亚于传统的高血压、高血脂、高血糖等危险因素的作用。

33. 什么是高血压

- 高血压是最常见的心血管病之一，是以体循环动脉压升高为临床特征的疾病。非同日三次测量收缩压≥18.7kPa（140mmHg）和（或）舒张压≥12.0kPa（90mmHg）即可诊断为高血压。该标准适用于 18

岁以上的成人，儿童高血压的诊断尚无统一标准。

- 收缩压≥140mmHg 和舒张压<90mmHg 单列为单纯性收缩期高血压。
- 患者既往有高血压史，目前正在用抗高血压药，血压虽然低于140/90mmHg，也应该视为高血压。

34. 什么是顽固性高血压

- 顽固性高血压，又有学者称为"难治性高血压"，是指患者血压在应用了3种药仍不能达到目标血压的状态。在高血压患病人数不断增加的同时，顽固性高血压比例随之上升，其原因在于人口的老龄化，加之老年人常伴有严重的动脉硬化或其他疾病，使血压控制更为困难。
- 此外，肥胖所致高血压病患者逐渐增多，此类患者不仅血压难以控制，且部分降压药物（如β受体阻滞剂）还会加重肥胖或相关的代谢紊乱。其他还有可能引起血压"顽固"的常见原因有：饮食不当、用药不当、精神欠佳、运动过少等。
- 对于顽固性高血压，只要能找出血压不降的原因，进行合理的治疗，久治不降的血压多能得到改变。

35. 什么是白大衣性高血压

- 白大衣性高血压亦称门诊高血压，是指患者一进入医院，一见到穿白大衣的医护人员，就出现心情紧张、心跳加快、血压升高，而由患者自己或由其家属在家中测量血压或用24小时动态血压仪测血压，大部分时间的血压是正常或接近正常的。
- 血压的高低受神经体液因素调节。当机体处于紧张状态，血中儿茶酚胺水平增加，使心率加快和血管收缩，外周阻力增高，最终使血压上升。
- 解除患者紧张心理，多次测量血压，对患者和蔼可亲，服务周到等可使白大衣性高血压的检出率下降。白大衣性高血压也是"假性"顽固性高血压中的一种，因此，对于合适的患者，建议学会自我或家庭测量血压。

专家教你正确防治心血管病

36. 什么是妊娠高血压综合征

- 妊娠高血压综合征简称"妊高征"，是指孕妇在未孕前或妊娠20周前血压不高，而正常妊娠20周后出现2次以上血压升高（140/90mmHg）。若收缩压较原来升高超过25mmHg，或舒张压升高超过15mmHg，也应列入妊高征范畴。

- 妊高征的要点包括：①以高血压、水肿（常超过膝以上）和蛋白尿（定性为＋～＋＋＋＋，定量为＞0.5g/24小时）为特征；②尿蛋白定量＞5g/24小时应考虑重度妊高征；③若有高血压、蛋白尿，同时伴头痛、视物不清、恶心、呕吐等，应考虑先兆子痫；④妊高征的最严重表现是子痫，患者出现抽搐或昏迷。子痫阶段病死率很高，常因严重的并发症（胎盘早剥、心衰、脑出血、急性肾衰等）而死亡，也容易引起早产、新生儿窒息、胎儿宫内死亡等。

- 妊高征的临床分类和妊娠指数评分标准见表。

妊娠高血压综合征临床分类

分类	症状
轻度	踝部水肿，BP＞130/90 或较原来↑＞30～15
中度	三联症（水肿、高血压、蛋白尿）中出现二个症状，BP＞160/100
重度（1）先兆子痫	头痛、眩晕、视物模糊，BP 180/110 及蛋白尿/水肿
（2）子痫	抽搐、昏迷，BP＞180/110

注：BP 为血压

妊娠指数评分标准

项目	0分	1分	2分	3分
卧床休息后水肿	无	双下肢	全身性	全身性
蛋白尿（g/L）	0.5	0.5～2.0	2～5	＞5
SBP	＜140	140～160	160～180	＞180
DBP	＜90	90～100	100～110	＞110

注：妊娠指数分值越高，症状越严重；SBP 收缩压，DBP 舒张压

概念篇

- 更年期高血压亦称绝经期高血压，可能与卵巢功能减退，雌激素对大脑皮质、自主神经中枢和垂体的抑制减弱，肾上腺髓质高度"活动"有关。

- 绝经期妇女往往发生代谢性变化，使体形肥胖，特别以腰、腹、臀部为主，而且常伴有不同程度的水钠潴留，这也是引起血压增高的原因之一。

- 常伴有阵发性潮红与出汗、皮肤麻痒、蚁走感、心动过速、心悸等，血压波动性较大，容易受精神紧张、体力劳动等因素的影响，更年期结束后大多数妇女的血压逐渐恢复正常。应加强体育锻炼，强调心理治疗，必要时辅以中医调理或西药对症治疗。若用性激素治疗，应在医生指导下进行。

38. 什么是高血压急症

- 高血压急症是指部分高血压病患者在短期内（数小时至数天）发生血压急剧升高，并伴有心、脑、肾功能障碍，需立即控制血压或 24 小时内控制血压者。包括：

  1）高血压脑病。

  2）合并高血压的主动脉夹层。

  3）高血压伴颅内出血（脑出血、蛛网膜下隙出血）。

  4）子痫或严重的妊娠高血压。

  5）高血压伴急性左心衰或急性肺水肿。

  6）高血压伴急性冠脉综合征（急性心梗、不稳定型心绞痛）。

  7）恶性急进型高血压。

  8）严重的围术期高血压。

- 高血压急症是高血压病程中血压急剧上升所致的一种临床危急状态，占 5% 左右。高血压急症患者常在某些诱因作用下血压骤升，收缩压 >200mmHg，或舒张压 >130mmHg，常伴有靶器官损害，若处理不

专家教你正确防治心血管病

当，可危及生命。

39. 什么是高血压危象

- 高血压危象是在高血压的基础上，因某些诱因使周围小动脉发生暂时性强烈痉挛，引起血压骤升（可达 200~270/120~160mmHg）而出现一系列临床表现，并在短时间内发生不可逆转的重要靶器官损害。近年来由于降压药物的有效应用，高血压危象已很少发生。
- 高血压危象的诱因包括：
  1）精神创伤、情绪激动、过度疲劳、寒冷刺激、气候变化和内分泌失调等。
  2）服用单胺氧化酶抑制剂治疗的高血压病患者，如进食奶酪、扁豆、腌鱼、啤酒、红葡萄酒等富含酰胺的食物或应用拟交感神经药物后，可致全身小动脉痉挛而出现高血压危象。
  3）易致高血压危象的疾病：嗜铬细胞瘤、主动脉夹层、急性肾小球肾炎、妊娠高血压综合征等。
- 高血压危象的临床表现为：突然血压升高、心率加快、自主神经功能失调（烦躁、出汗、潮热、口干等）、头痛、眩晕、视物模糊、少尿、心绞痛、咳泡沫样痰等。

40. 什么是高血压脑病

- 高血压脑病是一种短暂脑功能障碍综合征，是高血压的一种严重并发症。高血压脑病是在高血压的基础上，由于某些诱因（情绪激动、气候变化、内分泌失调等），导致脑部小动脉持久性痉挛，继之被动性扩张，出现一系列脑水肿和颅内高压症状：头痛、眩晕、恶心、呕吐、视物模糊、精神错乱、昏睡、昏迷、偏瘫、偏盲、复视、失语等。
- 高血压脑病的发生与脑血液循环过度调节和自动调节破坏等有关。其临床特征包括：
  1）血压在数分钟至数天内急剧升高，发病急。

概　念　篇

2）病情危重，可出现昏迷、偏瘫、癫痫等表现。

3）病情变化快，若不积极处理，常危及生命。

41. 哪些因素与高血压有关

- 年龄：婴儿向成人发展的过程中，血压迅速上升。40 岁以上者比 15 ~ 39 岁者的高血压发病率多 3.4 倍。收缩压从 35 岁起开始上升，每 5 岁增高 4mmHg，而舒张压从 30 岁起开始升高，每 5 岁增加 1.5mmHg，舒张压的增加慢于收缩压。

- 性别：男女高血压发病率有一定差异，女性略高于男性。女性 45 ~ 50 岁左右血压上升稍快，尤其是收缩压，这与更年期有关。

- 饮酒：饮酒者的血压水平高于不饮酒者，每日饮酒量和饮酒史的长短也与高血压有关。

- 吸烟：吸烟对人体有害，也是高血压的危险因素之一。吸一支烟可使收缩压升高 10 ~ 25mmHg，每分钟心跳可增加 5 ~ 20 次。

- 钠盐：盐摄入量过多是引发高血压的重要原因。与每日食盐摄入量小于 6g 者相比，每日食盐摄入量大于 12g 者患高血压的风险增高 14%，每日食盐摄入量大于 18g 者患高血压的风险增高 27%。

- 钾：钾摄入量增加，可使血压下降。一般建议每天最少摄入 1.6 ~ 2.0g 钾，但我国人群的钾摄入（2500mg/d）明显低于西方国家的 3000 ~ 4000mg/d，这与我国的传统炒煮法烹调有关。

- 钙：钙摄入不足也可使血压升高。缺钙可使钠潴留、血压升高，还可抵消钾的降压作用。

- 肥胖：肥胖者发展成高血压的危险性是正常体重者的 8 倍。在一段时间内体重上升快的人，其血压升高也快。

- 口服避孕药：服用避孕药剂量越大，时间越长，患高血压的危险也越大。在口服避孕药物的育龄妇女中有 10% 左右出现血压异常升高。

42. 哪些因素会影响血压的波动

- 气候对血压的影响：临床医生已注意到，冬天的血压往往比夏天要高。

- 白昼的影响：一般正常生活者一天 24 小时内上午 9～10 点时血压最高，以后渐下降，在夜间睡眠中血压最低，最大差值可至 40mmHg，晨起后血压又开始上升。

- 精神、活动的影响：人在情绪激动时会满脸通红，反之则不然。血压的变化也如此。在安静状况下，由于体内新陈代谢率较低，心率减慢，心脏排血量也少，血压就偏低。相反，人在活动时，体内代谢增加，耗氧量增加，心率加快，心脏排血量增加，血压升高。当情绪激动、紧张时，可使大脑皮质对血管运动中枢的调节功能失调，从而使血压升高，但这种血压升高是暂时性的。

- 外在刺激因素引起的血压波动：疼痛刺激可使血压升高。另外，吸烟亦可使血压升高，吸烟者 24 小时内血压波动的最大差值可达 40mmHg。对健康人来说，虽然一天内血压波动很大，但都是在正常范围内波动。

- 药物引起的血压波动：有一些高血压病患者血压波动较大，可能是服用降压药物引起的。如有些患者在服用降压药物后马上量血压，血压则会偏低，而过了药物的作用期后，血压又可偏高。

- 其他：站立时比卧位时血压高，是因为站立时血压必须略为上升，才能保证头部血液供应。进餐时血压通常也上升，因为餐后内脏消化器官要工作，腹腔内脏器血管扩张，使血流充足以保证需要，而四肢血管这时为保证内脏血液供应，就要让血管收缩，以给急需处提供方便，这就是餐后血压上升而不宜剧烈活动的原因。餐后剧烈活动势必影响内脏血液供应，对消化不利。

43. 高血压有哪些危害

- 高血压病患者由于动脉压持续性升高，引发全身小动脉硬化，从而影响组织器官的血液供应，造成各种严重的后果。在高血压的各种并发症中，以心、脑、肾的损害最为显著。心肌梗死、脑中风、尿毒症就是高血压携带的三个"脏弹"，一旦被这三个"脏弹"击中，那就是致命的损害。所以，积极控制血压，解除这三个"脏弹"显得尤为重要。

- 脑血管病：脑梗死、脑出血、短暂性脑缺血发作、高血压脑病等。
- 心脏疾病：高心病、心力衰竭、心肌梗死、心绞痛。
- 肾脏疾病：蛋白尿、高血压肾病、肾功能受损、尿毒症等。
- 外周血管疾病。
- 视网膜病变：出血或渗出、视乳头水肿。

44. 哪些特殊类型的高血压要引起重视

- 恶性或急进型高血压：舒张压 > 130mmHg，出现脏器损害，若不积极治疗，预后极差，多数患者在 6 个月内死亡。
- 高血压前期：也称临界高血压、边缘性高血压，是指血压水平界于正常血压和高血压之间的状态，收缩压波动在 120～139mmHg，或舒张压在 80～90mmHg 内。这些人群 10 年内有 50% 会转变为高血压。
- 白大衣性高血压：也称门诊高血压，是指患者一进入医院，一见到穿白大衣的医护人员，就出现心情紧张、心跳加快、血压升高，也是"假性"顽固性高血压中的一种。
- 医源性高血压：也称药物性高血压。易引起血压升高的药物包括：①糖皮质激素（地塞米松、氢化可的松、泼尼松等）；②口服避孕药；③麻黄碱；④保太松、喘息定；⑤中草药（甘草等）；⑥苏打等。

45. 哪些高血压病患者易出现脑血管意外

有下列情况的高血压病患者易出现脑梗死或脑出血：
- 如果高血压病患者不及时治疗或间断服药，可使血压水平波动较大，容易导致脑卒中。
- 伴有糖尿病的高血压病患者血压水平波动较大时，容易导致脑卒中。
- 伴有左心室肥大的高血压病患者易发生脑卒中。
- 伴有高血脂的 50 岁以上的高血压病患者易发生脑卒中。

- 伴有动脉硬化的患者，尤其是脑动脉硬化者。

46. 高血压病患者的常见表现有哪些

- 原发性高血压的症状比较复杂，往往因人、因病期不同而不同。早期可能与神经官能症相似，有头痛、失眠、烦躁、健忘、耳鸣和头晕等。后期的症状是由心脏病变、肾功能不全、脑血管病变或其他严重并发症所引起。

- 脑部表现：患者有头痛，部位可以在后脑部、前额部、太阳穴（双侧或单侧）搏动性胀痛；也可以仅有头沉、压迫感。很多患者的头痛在醒后出现，起床后好转，当剧烈运动或情绪紧张及疲劳后又有加重。也可有脑中嗡嗡响、耳鸣等。高枕卧位时头痛可以减轻。

- 肢体缺血表现：有的高血压病患者可感觉手脚麻木，有的手脚有蚁走感，背部肌肉痛也应重视。两腿对寒冷很敏感，多在走路时腿痛，实际上这些现象可能是血管收缩或动脉硬化使肢体或肌肉供血不足引起。但不是所有腿痛者都是高血压造成的。

- 鼻出血、眼结膜出血：高血压病患者很容易出现鼻出血，应予以重视。眼结膜血管为眼动脉的分支，在气候干燥或挖鼻孔，或低头活动时，使得细小的、弹力差的小血管在张力太大时或外力作用下易出现破裂，导致出血。

47. 儿童和青少年高血压有什么特点

- 儿童和青少年的血压波动较大，所以，除非已检出高血压的继发原因或血压长期持续在较高水平外，对儿童和青少年高血压的诊断应慎重。

- 儿童和青少年高血压的诊断标准目前尚不统一。1988 年美国国立卫生研究院提出儿童高血压诊断标准，按 ≥ 第 95 百分位数者为高血压。

<18 岁高血压诊断标准（mmHg）

	收缩压		舒张压
新生儿（第 7 天）	≥96		
（第 8 ~ 30 天）	≥104		
婴幼儿（≥2 岁）	≥112	或	≥74
儿童期（3 ~ 5 岁）	≥116	或	≥76
（6 ~ 9 岁）	≥122	或	≥78
（10 ~ 12 岁）	≥126	或	≥82
（13 ~ 15 岁）	≥136	或	≥86
青春期（16 ~ 18 岁）	≥142	或	≥92

- 儿童和青少年高血压的特点：①约 50% 的患者有高血压家族史；②约50% 的患者是肥胖儿；③缺乏特异性症状，易误诊为神经系统或五官科疾病；④60% ~ 80% 为继发性高血压，并以肾脏疾病引起的高血压多见；⑤病情相对较轻，一般不发生心、脑、肾等重要脏器损害。

48. 老年人高血压有哪些特点

- 血压波动大，易发生体位性低血压：立位比卧位收缩压降低 > 20mmHg，平均动脉压降低 10% 以上，降压治疗的初期应经常测量立位血压。

- 单纯收缩期高血压多：老年人半数以上为单纯收缩期高血压，发生冠心病、脑卒中和终末期肾病的危险以单纯收缩期高血压最大，其次为双期高血压，然后才是单纯舒张期高血压病患者。

- 脉压差较大：脉压差越大，可能动脉硬化程度越严重。脉压和动脉僵硬度增加可作为较高龄高血压人群心血管病，尤其是心肌梗死危险的预测因子。

- 并发症多且严重：老年高血压病程越长靶器官受损机会越多，存在多种危险因素和靶器官损害，易并发脑卒中和心脏意外。

- 常伴有不同程度的肾功能减退，因此降压药物的剂量应控制在常规用量的 1/2 ~ 2/3，以免造成药物蓄积和中毒反应；常伴有心肌收缩力下降，心功能减退，心脏传导系统功能减弱。

49. 贫血患者一定不会患高血压吗

- 贫血与高血压是两个不同的概念，二者之间没有明显的、直接的因果关系，但可以同时存在一个患者身上。贫血患者可以同时患高血压，而高血压病患者也可以同时患有贫血。
- 贫血是指血红蛋白的减少，结果血红蛋白携氧减少和组织缺血缺氧。机体会代偿性心率加快和心输出量增加，引起血压升高。贫血患者常表现为收缩期高血压，而舒张压反而偏低。贫血引起的血压增高不属于原发性高血压。

50. 高血压病患者常见哪些心脏超声改变

概念篇

- 高血压是以体循环动脉血压升高为特征，可伴有心、脑、肾等器官功能或器质性功能改变的全身性疾病。长期持续性的高血压损害心脏，产生左室肥厚、左心衰等病变，称为高血压性心脏病。
- 高血压病患者常见的心脏超声改变如下：
  1）左心室肥厚：是高血压心脏病主要的超声表现，超声检出室壁肥厚早于心电图。向心性肥厚：左室壁与室间隔呈向心均匀性增厚，心肌回声无改变，左心室壁正常或变小。心肌收缩运动较正常增强。多位对称性肥厚：室间隔、左室后壁≥12mm，室间隔/左室后壁比值<1.3。心超左室长轴切面显示室间隔和左室后壁对称性肥厚；心尖四腔切面显示室间隔和左室壁向心性肥厚，左室心腔变小；左室短轴切面显示左室心肌成对称性肥厚，心肌回声无改变，心室腔变小。离心性肥大：晚期左心室壁可以对称性增厚或不增厚，左室左房腔扩大。室壁运动减低，整体收缩功能下降。
  2）左房增大：可以引起房颤，并导致左房血栓形成。左室长轴切面显示室间隔和左室后壁明显肥厚，心肌回声无改变，左房增大。

3）主动脉内径轻度扩张。

4）主动脉瓣膜易发生增厚、钙化等改变，二尖瓣瓣环扩张可导致反流，二尖瓣腱索变性、断裂，导致二尖瓣关闭不全。

5）左心室心功能改变：左心室舒张功能异常可早于室壁肥厚；晚期（离心性扩张）时收缩功能减低。

51. 高血压病患者为何需要做尿液检查

● 尿液检查对高血压病的鉴别诊断和判断疾病的轻重程度是很有帮助的。

1）与肾炎、肾盂肾炎鉴别。医生根据小便化验，就可诊断出高血压是由高血压病还是由肾炎引起。一般呈慢性经过的高血压病，最初小便是没有什么变化的，从第2级起才开始有变化。

2）反映高血压的严重程度。一般来说，在高血压没有肾脏的并发症时，尿常规检查完全可以正常，如果合并肾脏的器质性损害，尿常规检查可以出现蛋白尿、管型、红细胞，如果并发了泌尿系统感染可出现白细胞。

52. 高血压病患者为何需要做血生化检查

● 血生化检查主要包括电解质、肾功能和血糖等。

1）低血钾的高血压病患者应排除原发性醛固酮增多症。

2）肌酐和尿素水平能反映高血压的肾损害程度，同时也可帮助高血压性肾病和肾性高血压的鉴别。

3）血糖：有人认为糖尿病患者的高血压发生率远较非糖尿病者为高，同等程度高血压对糖尿病患者的影响大大超过非糖尿病患者。这可能与糖尿病患者易患动脉硬化，动脉硬化易患高血压有关。

4）血脂：如果高血压合并血脂增高，考虑有可能为高血压合并动脉硬化，因血流中长期胆固醇高，很容易形成动脉粥样硬化。

53. 高血压病患者为何需要做 24 小时动态血压监测

- 24 小时动态血压监测反映血压的实际水平：动态血压监测就是用动态血压记录仪测定一个人昼夜 24 小时内每间隔一定时间内的血压值，其分析内容包括血压水平、血压变化、血压白天与夜间的变化节律。最能反映血压的实际水平，而且变化小、信息量大，还能反映睡眠和运动状态的血压。正常情况下血压白天不超过 140/90mmHg，夜间不超过 120/80mmHg，若超过说明血压超负荷。

- 排除"白大衣性高血压"，避免吃"冤枉药"；有助于了解血压的波动特点；有助于判断高血压病情程度；可以通过昼夜血压节律评估高血压的严重程度；有助于判断预后；找到"血压峰值"有利于医生用药等。可排除偶测血压的偶然性，避免了情绪、运动、进食、吸烟、饮酒等因素影响血压，较为客观真实地反映血压 24 小时内的变化规律。

54. 高血压病患者为何需要做心电图检查

- 高血压常见的心电图改变有：
  1）心电轴改变：约 65% 的患者有电轴左偏，原因是肥厚的心肌纤维化损伤了左侧束支的前分支以及心脏转位的缘故。
  2）QRS 间期：可以出现延长。
  3）左心室肥大及左心室高电压，是高血压病患者最常见的心电图改变。
  4）心肌损伤的改变：出现某些导联 S-T 段的下降和 T 波的倒置等，考虑有心肌受损；如既有左心高电压，又有心肌损伤，则诊为左心肥厚、劳损，多与高血压有关。
  5）左心房负担加重：心电图显示 P 波增宽、切迹等表现，说明高血压已累及了左心房。
  6）各种心律失常：如房颤，房性、室性、结性过早搏动，房室及束支传导阻滞等。

- 高血压病患者出现明显心电图异常，说明心脏已受到明显损害，需引起重视。

55. 高血压病患者为何需要做X线检查

- 高血压病患者胸部X线检查（胸透、胸片）的目的，是想了解心脏和大血管的形态、大小、轮廓和搏动情况，主要是左心室和主动脉的表现。高血压早期或轻度高血压时，胸部X线没明显变化。由于长期高血压，心脏负担加重，左心室出现扩大，两肺纹理增强、增粗及肺水肿改变。长期高血压导致主动脉伸展、迂曲、增宽，有时升主动脉弓部可看到钙化影。

- 高血压影响心脏的X线表现包括：
  1）高血压性心脏病早期：心肌呈向心性肥厚阶段，胸部X线仅表现为主动脉迂曲、延长，弓部或降部可膨出。
  2）心脏扩大期：胸部X线检查可发现左心室肥大。在心脏增大后，胸部X线呈现出整个心脏呈靴形。
  3）左心衰竭期：左心衰竭时可见心脏明显扩大，肺上部静脉扩张，肺纹理加深，肺小叶间隔增厚形成"间隔线"。发生急性肺水肿（肺泡性肺水肿）时可见肺门显著充血，呈蝴蝶形模糊影。
  4）全心衰竭期：全心衰竭时可见心影向两侧增大，上腔静脉阴影增宽，可有胸腔积液阴影和由于腹腔积液而导致横膈抬高。

- X线检查的临床意义：由于X线检查反映了高血压影响心脏的不同阶段，是高血压累及心脏的影像学表现，是临床医生了解高血压发展阶段的又一辅助手段。通过X线检查可以了解心脏受损的程度，为治疗提供客观依据。

56. 高血压病患者为何需要做颈动脉超声检查

- 随着我国人民生活水平的提高，人口老年化，心血管病的危害显得日益突出，其病死率和致残率逐渐成为发展中国家的首位死亡原因，高血压是目前最常见的心血管病，也是动脉粥样硬化最常见的危险因素。

- 目前应用超声技术检测颈动脉内膜中层厚度及斑块形成，已成为判断外周动脉粥样硬化性病变的公认指标。研究证明高血压是颈动脉粥样硬化的危险因素。最近国外研究发现年龄、收缩压及低密度脂蛋白是颈动脉内膜中层厚度的独立危险因素。颈动脉内膜是人体大动脉中的易损部位，其位置表浅，其中斑块更易于检测。大量研究证实增厚的颈动脉内膜中层厚度与冠状动脉狭窄及脑梗死的相关性好，可作为反映高血压、冠心病及脑梗死的一个窗口。
- 对于早期发现的颈动脉粥样硬化，尤其是伴有不稳定斑块的高血压病患者，稳定易损斑块、减少斑块破裂、防止血栓形成是减少病死率和致残率的主要手段，并且越早干预治疗，收益越大。所以颈动脉超声检查应当作为高血压病患者的常规检查项目，尤其是高血压危险分层达中危以上、病程超过 5 年、年龄大于 50 岁的患者。

57. 哪些患者需要做动态血压监测

- 血压控制不佳、波动大的患者需要进行动态监测，以了解血压升高的程度、昼夜规律，以利于医生调整治疗。
- 白大衣性高血压病患者。
- 临界高血压病患者。
- 需要诊断真假性高血压的患者。
- 发现血压一过性升高。

58. 什么是动脉粥样硬化

- 动脉硬化是指任何原因引起的以动脉管壁增高、变硬而失去弹性和官腔缩小为特征的动脉病变。各种动脉硬化的共同特点是动脉管壁增厚变硬、失去弹性和管腔缩小。动脉粥样硬化是一组成为动脉硬化的血管疾病中最常见、最重要的一种。
- 动脉粥样硬化的症状主要决定于血管病变及受累器官的缺血程度，主动脉粥样硬化常无症状，冠状动脉粥样硬化者，若管径狭窄达 75% 以上，则可发生心绞痛、心肌梗死、心律失常，甚至猝死。脑动脉硬化可引起脑缺血、脑萎缩，或造成脑血管破裂出血，肾动脉粥样硬化常引起夜尿、顽固性高血压、严重者可有肾功能不全。肠系膜动脉粥样硬化可表现为饱餐后腹痛便血等症状。下肢动脉粥样硬化引起血管腔严重狭窄者可出现间歇性跛行、足背动脉搏动消失，严重者甚至可发生坏疽。

59. 动脉粥样硬化的危险因素有哪些

- 高血压：高血压病患者动脉粥样硬化发病率明显增高。60% ~ 70%的冠状动脉粥样硬化患者有高血压，高血压病患者患本病较血压正常者高 3 ~ 4 倍。
- 血脂异常：脂质代谢异常是动脉粥样硬化最重要的危险因素。动脉粥样硬化常见于高胆固醇血症。
- 糖尿病和糖耐量异常：近年来的研究认为，胰岛素抵抗与动脉粥样硬化的发生有密切关系。
- 吸烟。
- 肥胖。

60. 什么是冠心病

- 冠心病，全称冠状动脉粥样硬化性心脏病，是指冠状动脉由于发生粥样硬化而致严重斑块和（或）合并血栓形成造成管腔狭窄，导致冠脉供血不足而致心肌缺血缺氧为主要表现的一种心脏病。
- 冠心病多发生于 40 岁以上的中老年人，因此，人们往往产生一种表象认识，好像人们 40 岁以后才开始发生动脉粥样硬化。其实不然，一项最新的病理生理学研究证实，动脉粥样硬化始发自少儿期，并随着年龄的增长逐渐加重，至 20 岁后可造成不可逆的病理损害。

61. 冠心病的发病率和死亡率如何

- 冠心病是波及全球的危害人类健康的常见病、多发病。我国冠心病的发病特点是：总的发病率低，近年来有上升趋势；老年人多发；北方发病率高于南方，以华北地区发病率最高；男性多于女性；城市多于农村；脑力劳动者多于体力劳动者。

- 我国的冠心病死亡率为 20/10 万至 30/10 万，但近年来有上升趋势。
- 我国近年来冠心病发病率上升趋势的原因：①社会进步和人民生活水平提高，平均寿命延长，胆固醇等摄入增多，体力活动减少，体重上升，生活节奏加快和精神紧张等；②吸烟人数增多，吸烟量不断增加；③医学技术飞速发展，冠心病检出率大大增加。

62. 什么是冠心病等危症

- 冠心病等危症是指无冠心病者在 10 年内发生主要心血管事件与已有冠心病患者等同的状态。
- 目前冠心病等危症有：糖尿病、颈动脉疾病、腹主动脉瘤、外周血管疾病、慢性肾脏病、动脉粥样硬化性缺血性脑卒中。
- 流行病学显示近年来随着我国生活水平的不断提高，冠心病等危症的患者逐渐增加。

63. 冠心病的临床表现是什么

- 冠心病患者冠脉狭窄≥50%，即可产生心绞痛和急性心梗等症状。
- 心绞痛的典型临床症状，即胸骨后的压榨感、闷胀感，伴随明显的焦虑，持续 3~5 分钟，常发散到左侧臂部、肩部、下颌、咽喉部、背部，也可放射到右臂，有时可累及这些部位而不影响胸骨后区。
- 急性心肌梗死的胸痛部位与以前心绞痛部位一致，但持续更久，疼痛更重，休息和含服硝酸甘油不能缓解。有时候表现为上腹部疼痛，容易与腹部疾病混淆。伴有低热、烦躁不安、多汗和冷汗、恶心、呕吐、心悸、头晕、极度乏力、呼吸困难、濒死感，持续 30 分钟以上，常达数小时。发现这种情况应立即就诊。
- 有时候心绞痛症状不典型，可表现为气紧、晕厥、虚弱、嗳气，尤其在老年人用力、情绪激动、受寒、饱餐等增加心肌耗氧情况下诱发，休息和含服硝酸甘油可缓解。

64. 冠心病的主要危险因素有哪些

- 年龄：多见于 40 岁以上的中老年人，49 岁后进展较快，但也不乏年轻人即心肌梗死。
- 性别：男性多于女性，约为 2∶1。
- 高血脂：尤其是低密度脂蛋白升高，是冠心病独立危险因素。
- 高血压：收缩压和舒张压升高均与冠心病密切相关；高血压是冠心病最主要的致病因素之一。高血压病患者患冠心病的机会比血压正常的人高 2 倍。一般认为舒张压应维持在 10.7kPa（80mmHg）以下，否则，就不能降低冠心病的发病率和死亡率。
- 糖尿病：40 岁以上的糖尿病患者约 50% 患有冠心病，糖尿病患者的冠心病发病率较无糖尿病者高 2 倍。糖尿病是冠心病的等危症。
- 吸烟：与冠心病有很大的关系，是冠心病的独立危险因素。研究表明，男性吸烟者的总死亡率、心血管病的发病率和死亡率比不吸烟者增加 1.6 倍。

65. 冠心病的次要危险因素有哪些

- 肥胖：超标准体重者（超重 >10% 为轻度，>20% 为中度，>30% 为重度）易患冠心病。
- 职业：从事体力劳动少或脑力劳动紧张者易患冠心病。
- 饮食：长期进食高热量、动物脂肪含量多、糖和盐含量高的食物者易患冠心病。
- 遗传因素：冠心病具有明显的家族特点，是多因素共同作用的结果，遗传因素是内因，冠心病危险因素和环境因素是外因，只有内外因结合，才能促发冠心病的发生。
- 微量元素：铬、锰、锌、钒、硒的摄入量减少，铅、镉、钴的摄入量增加易致冠心病。
- A 型性格：争强好胜、性情急躁、有时间紧迫感、进取性强、神经过敏等易致冠心病。

- 血液成分：血中一些凝血因子增高，同型半胱氨酸水平增高等也是危险因素。
- 其他：体内铁储存增高；存在胰岛素抵抗；血管紧张素转换酶基因过度表达；维生素 C 缺乏。

66. 高血压与冠心病的关系如何

- 高血压能促进冠脉粥样硬化的发生和发展。血压越高，对动脉管壁的压力也就越大。过高的血压对动脉壁的压迫和血流的冲击作用，可使动脉内膜发生机械性损伤。另外，当血压升高达一定程度时，可反射性地引起动脉收缩和痉挛，尤其是中小动脉。由于动脉收缩和痉挛，一方面使管腔狭窄、血流减少；另一方面又加重了高血压。
- 尸检证实，动脉粥样硬化多发生于承受压力和血流冲击最大的部位。
- 高血压对心脏血管的损害主要表现为对冠脉的损害。由于血压增高，冠脉血管扩张，刺激血管内皮下平滑肌细胞增生，使动脉壁弹力纤维、胶原纤维和黏多糖增多，减少了对动脉壁上胆固醇等物质的清除。冠脉粥样硬化后致管腔狭窄，心肌血供随之减少，心肌长期缺血、缺氧导致了冠心病的形成。
- 另外，高血压可引起神经内分泌紊乱，使儿茶酚胺释放增多，可直接损伤动脉血管壁，使冠脉痉挛，促使冠脉粥样硬化的形成。约70% 的冠心病患者有高血压病史。冠心病的发病率和死亡率随舒张压的升高而增加，单纯收缩压升高也可使冠心病的危险性增加。血压升高能促进动脉粥样硬化的发生，而硬化的动脉又使血压更加升高，高血压和动脉粥样硬化相互影响。

67. 高脂血症与冠心病的关系如何

- 脂质代谢异常是动脉粥样硬化的生化基础。总胆固醇、甘油三酯、低密度脂蛋白或极低密度脂蛋白增高，高密度脂蛋白和载脂蛋白 A 降低以及载脂蛋白 B 增高等都是冠心病的危险因素。

- 高胆固醇血症可损害动脉内皮细胞，使内皮细胞肿胀和剥脱，血管通透性增加，中层平滑肌细胞增生，胆固醇可通过受损部位在动脉内膜中沉积，成为稍隆起的病灶，继之动脉内膜的纤维组织增生，将病灶包围、固定，形成粥样斑块。斑块表面可发生溃疡，其粗糙的表面易产生血栓，附壁血栓的形成可使管腔狭窄或闭塞。

- 高脂血症不仅是动脉粥样硬化的诱因之一，也是促进血小板活性增高和血栓形成的危险因素。血脂升高，冠心病的发病率也升高，而且血脂的升高幅度与冠心病发病率、病死率及病变的严重程度呈正相关。

- 高胆固醇血症患者较血脂正常者其冠心病危险性增加 5 倍。大多数高胆固醇血症与后天进食高脂肪、高胆固醇饮食有关，少数与家庭遗传有关。

68. 糖尿病与冠心病的关系如何

- 40 岁以上的糖尿病患者约 50% 患有冠心病。糖尿病患者的冠心病发病率较无糖尿病者高 2 倍，且发病年龄较早。糖尿病病程越长，出现冠心病的危险性就越大，病变也越严重。一般认为，其病程超过 10 年者的冠心病发病率明显增高。

- 约 50% 的糖尿病患者合并血清胆固醇或甘油三酯含量增高。脂质代谢紊乱表现为体内脂蛋白酶活性下降，从而使糖尿病患者的甘油三酯水平升高。糖尿病患者胰岛素缺乏或胰岛素受体数目减少，使心肌细胞对葡萄糖的摄取减少，心肌供能不足，从而导致心肌收缩力下降。糖尿病患者糖化血红蛋白增加，使红细胞携氧能力降低，心肌易出现缺氧。糖尿病患者血小板黏附性和聚集性增强，使血黏度增高、红细胞变形能力降低，易形成血栓。

- 大多数糖尿病患者伴有自主神经功能紊乱，常出现兴奋、紧张、情绪不稳等，易致冠状动脉痉挛和心肌急性缺血。糖尿病性神经病变使患者感觉神经末梢受损，痛阈增高，即使发生严重的心肌缺血，疼痛也较轻微或无症状，因此糖尿病患者无痛性心肌梗死的发生率高。

69. 什么是猝死型冠心病

- 猝死型冠心病是指平时没有心脏病史或仅有轻微心脏病症状的人，病情基本稳定，无明显外因、非创伤亦非自伤，由于心肌衰竭或机械性衰竭使心脏失去了有效收缩而突然死亡。从突然发生症状到死亡时间有不同规定：美国定为 24 小时，世界卫生组织定为 6 小时，心脏学专家则将发病后 1 小时内死亡定为猝死标准。
- 猝死型冠心病的病因：①体力劳累：较前剧烈而持久的劳动，造成过于疲劳。②饱餐、饮酒及过量吸烟。③精神神经过度兴奋、激动。④严重的心功能不全：不稳定型心绞痛。⑤低钾、低镁血症。⑥使用某些抗心律失常的药物。
- 参考国内外有关标准，凡符合下列条件之一者，可诊断为冠心病猝死：
  1）过去曾经诊断为冠心病或可疑冠心病，突然发生心绞痛而于 6 小时内或在睡眠中死亡。
  2）突然发生心绞痛或心源性休克，心电图示急性心肌梗死或梗死先兆，于 6 小时内死亡。
  3）猝死后经尸解证实有明显冠状动脉硬化。由于冠心病猝死的直接原因多是室颤所致，而室颤的电生理基础是心室肌电不稳定性，因此，预防冠心病猝死主要是预防室颤的发生。

70. 什么是心绞痛

- 心绞痛是一种冠状动脉供血不足，心肌急性暂时缺血、缺氧所引起的，以发作性胸痛或胸部不适为主要表现的临床综合征。本病多见于男性，多数 40 岁以上，劳累、情绪激动、饱食、受寒、阴雨天气、急性循环衰竭等为常见诱因。
- 典型心绞痛症状：突然发生的位于胸骨体上段或中段之后的压榨性、闷胀性或窒息性疼痛，亦可能波及大部分心前区，可放射至左肩、左上肢前内侧，达无名指和小指，偶可伴有濒死感，往往迫使患者立即停止活动，重者还出汗。疼痛历时 1～5 分钟，很少超过 15 分钟；休息或含服硝酸甘油，疼痛在 1~2 分钟内（很少超过 5 分钟）消失。常在劳累、情绪激动（发怒、焦急、过度兴奋）、受寒、饱食、吸烟时发生，贫血、心动过速或休克亦可诱发。

- 不典型的心绞痛症状：疼痛可位于胸骨下段、左心前区或上腹部，放射至颈、下颌、左肩胛部或右前胸，疼痛可很快消失或仅有左前胸不适、发闷感。

71. 什么是稳定型心绞痛

- 稳定型心绞痛是由于劳力引起心肌缺血，导致胸部及附近部位的不适，可伴心功能障碍，但没有心肌坏死。心绞痛的部位、诱因、性质等要素在 1~3 个月内无改变。
- 其特点为前胸阵发性的压榨性窒息样感觉，主要位于胸骨后，可放射至心前区和左上肢尺侧面，也可放射至右臂和两臂的外侧面或颈与下颌部，持续数分钟，往往经休息或舌下含服硝酸甘油后迅速消失。
- 心绞痛是由于心肌需氧和供氧之间暂时失去平衡而发生心肌缺血的临床症状。它的产生是在一定条件下冠状动脉所供应的血液和氧不能满足心肌需要的结果。
- 本病多见于男性，多数患者在 40 岁以上。

72. 什么是不稳定型心绞痛

- 不稳定型心绞痛，是介于劳累性稳定型心绞痛与急性心肌梗死和猝死之间的临床表现。主要包括初发型劳累性心绞痛、恶化型劳力性心绞痛、变异型心绞痛；中间综合征（急性冠状动脉功能不全）；梗死后心绞痛。
- 根据临床症状将不稳定型心绞痛分为 3 型：①Ⅰ型：恶化型劳累性心绞痛；②Ⅱ型：48 小时至 1 个月内发生的自发性心绞痛；③Ⅲ型：48 小时内发生的自发性心绞痛。
- 其特点是：心绞痛发作频繁；心绞痛症状进行性加重，胸痛严重且持续时间延长；轻微活动或休息时即可出现心绞痛；含服硝酸甘油效果差；易发展成心肌梗死。

- 不稳定型心绞痛继发于冠脉阻塞的急性加重，是由于粥样瘤表面的纤维斑块破裂，出现血小板黏附引起的。大约30%的不稳定型心绞痛患者在发作后3个月内可能发生心肌梗死。猝死少见，胸痛时心电图的明显变化是发生心肌梗死和猝死的重要标志。

73. 心绞痛的诱发因素有哪些

- 劳累：劳累常可诱发心绞痛发作，患者常在剧烈劳动、运动、急走、爬山、上楼、骑车等活动中发作。是因为活动后心率加快，心肌耗氧量增加，冠状动脉供血不足而引发，一般在休息片刻后或含服硝酸甘油即可缓解。
- 过饱：饮食过饱后容易发生心绞痛，原因可能是进食太饱，血液向胃肠供应，而心肌血液供应相对不足，以及血脂升高，从而阻碍心肌的氧气供应。
- 情绪激动：冠心病患者大多会在情绪波动激动时发生心绞痛，尤其是过度发怒及过度忧伤时，更易诱发或加重病情。
- 睡眠：少数冠心病患者是在睡眠中发作。这是由于夜间交感神经兴奋减弱，而迷走神经兴奋性增强，心率减慢，心肌供血量不足或静脉回心血量增加，导致心肌耗氧量增加，从而诱发心绞痛。患者常在睡梦中惊醒，感到心前区疼痛，被迫坐起或下床走动反而舒服，可使疼痛缓解。这类患者，将床头垫高25cm可减少发作。
- 饮酒：虽然有资料显示，少量饮酒尤其是葡萄酒，可以改善冠状脉的血液供应状态，但这个量是比较难以把握的。因为每个人的酒量不同。不仅如此，饮用一定量的白酒之后，外周血管扩张，血压下降，心率加快，从而使心脏供血不足，心肌供氧不足，诱发或加重心绞痛。
- 便秘：冠心病同时伴有习惯性便秘者，常因大便秘结而用力排便，造成腹压升高，心跳加速，心肌耗氧量增加，从而诱发心绞痛。对此，患者应注意补充水分，多吃含纤维素和滑肠的食物，如香蕉、

概念篇

红薯等，必要时服用缓泻药，以保持大便通畅，减少心绞痛的发作。

- 寒冷：寒冷季节也是冠心病患者心绞痛发作频繁的时候。冬天室内外温差过大，从暖室走到户外，突然遇到冷空气，周围血管收缩，心率加快，使心肌耗氧增加而诱发心绞痛。因此，冠心病患者在冬天应注意保暖，尽量不要到寒风中行走。

- 前列腺疾病：有一些老年冠心病患者，尤其是伴有前列腺肥大者，因排尿不通畅而用力排尿，使精神紧张，可反射性地引起冠状动脉痉挛，心肌供血不足，从而发生心绞痛。

- 性生活：性生活高潮时，心率可增加到每分钟 120 次以上，血压也会升高 30~40mmHg，呼吸也加快许多，由此可诱发心绞痛。

74. 心绞痛应与哪些胸痛相区别

- 急性冠脉综合征：临床上多有剧烈而持久的胸骨后疼痛，休息及硝酸酯类药物不能完全缓解，伴有血清心肌酶活性增高及进行性心电图变化，可并发心律失常、休克或心力衰竭，常可危及生命。

- 主动脉夹层：典型的急性主动脉夹层患者往往表现为突发的、剧烈的、胸背部、撕裂样疼痛。严重的可以出现心衰、晕厥，甚至突然死亡。主动脉是身体的主干血管，承受直接来自心脏跳动的压力，血流量巨大，出现内膜层撕裂，如果不进行恰当和及时的治疗，破裂的机会非常大，死亡率也非常高。

- 肺栓塞：最常见的肺栓子为血栓，由血栓引起的肺栓塞也称肺血栓栓塞。以起病突然、脑缺氧等一系列表现为主。患者突然发生不明原因的虚脱、面色苍白、出冷汗、呼吸困难、胸痛、咳嗽等，并有脑缺氧症状如极度焦虑不安、倦息、恶心、抽搐和昏迷。大的动脉栓塞可出现急性右心衰竭的症状，甚至突然死亡。

- 张力性气胸：患者常表现精神高度紧张、恐惧、烦躁不安、气促、窒息感、发绀、出汗，颈部、面部、胸部等处可有皮下气肿，并有脉搏细弱而快，血压下降、皮肤湿冷等休克状态，甚至出现意识不清、昏迷，若不及时抢救，往往引起死亡。

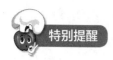
特别提醒

急性心肌梗死、主动脉夹层、肺栓塞、张力性气胸可致命，应及时前往医院治疗。

75. 什么是心脏神经官能症

- 心脏神经官能症：又称功能性心脏不适，是神经官能症的一种特殊类型，以心血管系统功能失常为主要表现，可兼有神经官能症的其他表现。胸痛为短暂的几秒刺痛或持续几小时的隐痛。
- 大多发生于青壮年，20～40岁者最多，多见于女性，尤其是更年期妇女。其症状多种多样，常伴有神经衰弱和内分泌失调的症状，常见有心悸、心前区疼痛、胸闷、气短、呼吸困难、头晕、失眠、多梦等。叹气或深呼吸后症状可缓解。

76. 心电图和动态心电图对诊断冠心病有何价值

- 心电图：50%的冠心病患者静息时心电图正常，也可见非特异性 ST-T 改变。心绞痛发作时可见 ST 段压低 > 0.1mV，T 波低平或倒置，50%患者可出现心律失常。心肌梗死时的心电图表现具有特征性，且有典型的演变过程。
- 动态心电图：24～72小时长时间持续记录人体在活动和安静状态下心电图变化，提高了心电图诊断冠心病的敏感性，减少了常规心电图因记录时间短而造成的漏诊。24小时动态心电图对冠心病患者日常活动中发生心肌缺血进行观察，资料较详尽，包括心肌缺血的起始、持续和终止时间、诱因、发作频繁程度、缺血严重程度和昼夜节律变化等。

77. 运动负荷试验对诊断冠心病有何价值

- 运动负荷试验是心电图负荷试验中最常用的一种，它是目前诊断冠心病最常用的一种辅助手段。ST 段水平或下斜型压低 ≥0.1mV，且时限 >3 分钟，提示冠心病可能。临床上常用踏车及活动平板运动试验。后者的优点是运动中便可观察心电图和血压的变化，运动量可按预计目标逐步增加。

- 心电图运动负荷试验是发现早期冠心病的一种检测方法，平均敏感性为 68%，平均特异性为 77%。但运动心电图阴性者不能肯定排除冠心病，应结合临床其他资料进行综合判断。

78. 超声心动图对诊断冠心病有何价值

- 冠心病早期，心脏无明显扩大，室壁活动无严重障碍时，超声心动图改变不明显。
- 冠心病后期，超声心动图可示室壁节段性活动异常，二维超声变化主要是室壁活动异常，通过对这种异常进行定性和定量分析，可对心肌梗死作出定位诊断并对心肌梗死面积进行评估。
- 超声心动图对心肌梗死的并发症亦有较高的检出率，特别是室壁瘤、乳头肌断裂、室间隔穿孔等。

79. 冠脉 CT 对诊断冠心病有何价值

- 冠脉 CT 可检测冠状动脉钙化：冠状动脉狭窄 >75% 的患者中，93% 的患者有钙盐沉积；狭窄 <50% 及无冠状动脉狭窄者，仅 20% 有钙盐沉积。检出冠状动脉钙化对冠心病诊断的敏感性为 81%～85%，特异性为 45%～86%，阳性预测率为 66%，阴性预测值为 77%。
- 冠脉 CT 可评价冠状动脉旁路移植和冠状动脉球囊扩张术后血管的通畅程度，敏感性为 93.4%～98%，特异性为 88.9%～97%，准确性为 92.1%～96%。
- 冠脉 CT 可评价心肌血流灌注情况，借助计算机进行冠状动脉三维重建，可以了解冠状动脉病变的确切位置、严重程度和钙化情况等。
- 以 64 层 CT 为代表的多排螺旋 CT 目前已广泛应用于临床，其最大优势在于阴性预测值高，因此部分患者能够免去有创性的冠状动脉造影。但是冠脉 CT 阳性预测值低，故无法全面取代冠状动脉造影，其中钙化是最主要影响因素。

- 单纯 64 排 CT 检测其冠脉狭窄的阴性预测值为 98%，但是病例的选择将严重影响图像结果。心率过快、心律失常等都将影响结果评估。所以说现阶段冠状动脉造影仍然是冠状动脉狭窄诊断的金标准。

80. 血管弹性和血管内皮功能检测对冠心病诊断有何价值

- 传统血管影像学检查方法包括血管内中膜厚度（IMT）、血管内超声（IVUS）、磁共振血管成像（MRI）、螺旋 CT 血管成像和血管造影等。这些检查方法主要用于中晚期血管病变的检测，其共同特点是基于血管腔的形态、结构的变化等进行诊断，显示的是大动脉管壁厚度和粥样斑块大小等结构性改变，但这些表示的是血管某一截断面的情况，难以反映整个动脉系统的弹性功能，且难以在内皮功能障碍和血管弹性功能受损时检测出来，难以达到血管病变早期诊断的目的。

- 血管回声跟踪技术是近年来研究较多的一种全新的对动脉弹性进行检测和评估的超声新技术。现在，越来越多的学者已经认识到血管内皮是血管寿命的关键性决定因素。研究表明，动脉硬化的早期事件为血管内皮细胞的功能异常，即血管内皮功能失调，并贯穿于动脉硬化的全过程。

- 动脉弹性是反映动脉结构和功能的指标，主要反映动脉舒张功能的状态，是临床用于检测心血管病亚临床病变的主要指标。血管回声跟踪技术能够在动脉结构出现异常之前发现动脉硬化，具有早期、敏感、操作方便、无创、直观等诸多优点，为超声在未来血管功能早期检测方面提供了广阔的应用前景。

81. 颈动脉斑块提示冠心病吗

- 目前冠心病的诊断中，选择性冠脉造影术作为其金标准，具有创伤性、价格高、术后患者行动受制约等不利因素，影响此方法的普及。

考虑到动脉粥样硬化广泛累及全身动脉系统，主要是大、中型动脉，特别是中型动脉，如冠状动脉和颈动脉，表现为斑块沉积和管腔狭窄。故颈动脉粥样硬化和冠状动脉粥样硬化有着密切的联系，它们都属于肌性动脉粥样硬化的部分，有着共同的病理基础和危险因素。因此，应用颈动脉超声检查来预测冠心病越来越受到关注。

- 近年来研究表明，血管壁内中膜增厚是动脉粥样硬化的早期标志，而斑块形成是动脉粥样硬化的明显特征，反映动脉硬化的程度。颈动脉粥样硬化作为全身性粥样硬化的一个表现，与冠心病发生有密切的联系，颈动脉因其位置表浅，且较固定，超声可清晰检测动脉内中膜厚度及斑块的存在和病变程度。

- 国外研究指出，颈动脉内中膜厚度及动脉粥样硬化斑块可以作为冠心病的独立预测因子。颈动脉内中膜厚度越高，提示罹患冠心病的危险性越大。由于颈动脉粥样硬化与冠心病有明显相关性，因此颈动脉血管彩色多普勒超声检查可用于预测冠状动脉粥样硬化的病变程度。

82. 哪些患者需要做冠脉造影

- 不稳定型心绞痛，药物疗效欠佳者。
- 稳定型心绞痛者。
- 急性心肌梗死时拟行冠状动脉内溶栓或急诊冠状动脉成形术（PTCA）者。

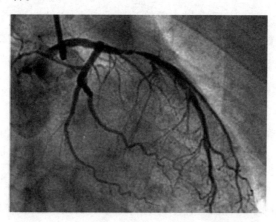

- 急性心肌梗死并发室间隔穿孔或乳头肌断裂，导致严重心力衰竭需急诊手术者。
- 陈旧性心肌梗死并发室壁瘤需手术切除者。
- 冠状动脉旁路移植或 PTCA 术后心绞痛复发，需再次手术者。
- 需行瓣膜置换术的中老年（>45 岁）瓣膜病患者。
- 中老年肥厚型梗阻性心肌病（HOCM）伴典型胸痛者，或 HOCM 患者需行化学消融术者。
- 伴胸痛的中老年患者，在行肺、纵隔等重大手术前。
- 疑有冠状动脉畸形需明确诊断者。

83. 哪些患者不适合做冠脉造影

- 近期（1 个月内）发生脑血管意外者。
- 发生不能控制的严重充血性心力衰竭和严重心律失常者。
- 患严重肝、肾疾病，全身感染未控制者。
- 伴严重高血压或贫血者。
- 伴发严重的难治性疾病或终末期患者。
- 电解质紊乱，如低血钾。
- 碘过敏者（轻者可用非离子型造影剂）。
- 急性心肌炎等。

84. 什么是心肌梗死

- 急性心肌梗死（AMI）是在冠状动脉病变基础上发生冠状动脉血供急剧减少或中断，使相应的心肌出现严重而持久急性缺血所致。
- 临床表现有持久的胸骨后疼痛、血清心肌酶增高及心电图动态变化，严重者可导致心力衰竭、心律失常、休克甚至猝死，属冠心病的严重类型。

85. 急性心肌梗死发病前有哪些先兆

- 新发生心绞痛，或原有的心绞痛突然发作频繁或程度加重。

- 部分患者出现上腹痛、恶心想吐或表现为胸闷憋气、心慌、头晕、但不出现胸痛。
- 感觉疲乏无力，休息也不能恢复。
- 出现先兆症状前有明显诱因：运动过多、体力负荷过重、情绪激动、精神紧张、气候变化（如大风、降温、阴雨天气等）。

86. 心肌梗死的典型临床表现有哪些

- 心绞痛：典型心绞痛通常在胸骨后或左胸部，可向左上臂、颌部、背部或肩部放射，疼痛常持续 20 分钟以上，通常呈剧烈的压榨性疼痛或紧迫感、烧灼感，常伴有呼吸困难、出汗、恶心、呕吐或眩晕等。
- 全身症状：发热（37.5～38.5℃）、心动过速、白细胞增高及血沉增快等，是由坏死物质吸收所致。
- 胃肠道症状：可出现恶心，呕吐，腹痛和呃逆等，是由迷走神经张力增高和心排血量降低所致。
- 心律失常：以窦性心动过速及室性心律失常多见，其次是房室传导阻滞和束支传导阻滞，也可出现房颤和显著窦性心动过缓等。心律失常是心肌梗死急性期死亡的主要原因之一。
- 休克：患者表现：收缩压 < 10.6kPa（80mmHg），面色苍白，焦虑不安，大汗淋漓，皮肤湿冷，尿少，脉搏细速等。
- 心力衰竭：发生率为 32%～48%，主要为急性左心功能不全。
- 体征：心率多较快，也可减慢；S1 减弱，奔马律；10%～20% 的患者在心肌梗死后 2～3 日内出现心包摩擦音；心尖区粗糙的收缩期杂音或收缩中/晚期喀喇音，为二尖瓣乳头肌功能失调或断裂所致。

87. 心肌梗死的不典型临床表现有哪些

- 不典型症状：无疼痛症状或疼痛不剧烈的急性心肌梗死约占心肌梗死患者 20%，一般多见于老年人或糖尿病患者；有些患者以心律失常、心力衰竭、休克或猝死为首发表现。
- 疼痛部位不典型：包括突发性头痛，放射性咽痛、牙痛、下颌痛，放射性腋下、左肩、左前臂痛，突发性下肢痛，放射性颈部和耳垂痛，放射性上腹痛。

88. 什么是无痛性心肌梗死

- 无痛性心肌梗死是指急性心肌梗死时患者缺乏典型的心绞痛症状，或仅表现为轻微的胸闷。临床上无痛性心肌梗死较常见，10% ~ 20%的心肌梗死患者无典型的胸痛症状。其临床表现除症状不典型外，心电图以及心肌酶学或心肌标志物的动态演变均与有典型胸痛症状的心肌梗死相似。其治疗原则与有典型胸痛症状的心肌梗死亦相似。
- 无痛性心肌梗死并不代表心肌梗死患者病变及病情较轻。
- 糖尿病、闭塞性脑血管病或心衰的老年患者易出现无痛性心肌梗死，容易漏诊。
- 无痛性心肌梗死的发生与年龄、吸烟、脑循环障碍、糖尿病、心梗并发症及心梗部位有关。

89. 什么是冠状动脉痉挛

- 冠状动脉痉挛是指各种原因所致的冠状动脉一过性收缩，引起血管不完全性或完全性闭塞，从而导致心肌缺血，产生心绞痛、心律失常、心肌梗死及猝死的临床综合征。它对心肌缺血性疾病的诊断、治疗及预后判断具有重要的临床意义，现已引起了广泛重视。
- 冠状动脉痉挛大多发生在有粥样硬化病变的狭窄处，也可发生于正常的冠状动脉。
- 冠状动脉痉挛的诱因：情绪激动、剧烈活动、大量吸烟、饮酒、吸毒、口服避孕药等。
- 冠状动脉痉挛的特点：①在完全正常或粥样斑块造成部分狭窄的冠状动脉节段，出现短暂的完全闭塞；②发现暂时性狭窄的冠状动脉节段，其原先或以后的冠状动脉造影证实冠状动脉通畅；③能自行缓解或使用硝酸甘油后狭窄或闭塞迅速消失；④冠状动脉痉挛致急性心肌梗死常见于青年人，梗死范围较广泛。

90. 年轻人急性心肌梗死有哪些特征

- 年轻人急性心肌梗死发生时，其冠脉造影可显示冠状动脉正常，尸检也不能发现明显的冠状动脉粥样硬化，可能与突发因素引起冠状动脉痉挛有关。
- 年轻人发生急性心肌梗死几乎都为突发性，常无先兆和既往心绞痛病史。
- 吸烟为主要危险因素，其他危险因素包括高脂血症、高血压、家族遗传、劳累过度、精神紧张、酗酒、情绪波动大、暴饮暴食、性生活频繁、饱餐后冷浴、失眠等。

91. 老年人急性心肌梗死有哪些特征

- 无痛性心肌梗死多见。
- 症状不典型多见。
- 心肌梗死的并发症和合并症多见。

92. 急性心肌梗死的并发症有哪些

- 乳头肌功能失调或断裂：总发生率可高达50%。二尖瓣乳头肌因缺血、坏死等使收缩功能发生障碍，造成不同程度的二尖瓣脱垂合并关闭不全，可引起心力衰竭。
- 心脏破裂：少见，常在起病1周内出现，多为心室游离壁破裂，造成心包积血引起急性心脏压塞而猝死。
- 栓塞：发生率1%~6%，见于起病1~2周。可为左心室附壁血栓脱落所致，引起脑、肾、脾或四肢等动脉栓塞。
- 心室壁瘤：主要见于左心室，发生率5%~20%。室壁瘤可导致心功能不全、栓塞和室性心律失常。
- 心肌梗死后综合征：发生率约10%，于急性心肌梗死后数周至数月内出现，可反复发生，表现为心包炎、胸膜炎或肺炎，有发热、胸痛等症状，可能为机体对坏死物质的过敏反应。

93. 什么是心肌桥

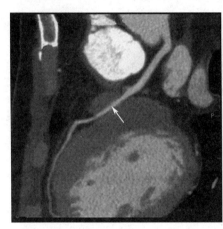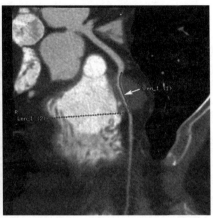

- 冠状动脉心肌桥是一种先天性的冠状动脉发育异常。冠状动脉通常走行于心外膜下的结缔组织中，如果一段冠状动脉走行于心肌内，这束心肌纤维被称为心肌桥，走行于心肌桥下的冠状动脉被称为壁冠状动脉。

- 由于壁冠状动脉在每一个心动周期的收缩期被挤压，而产生远端心肌缺血。临床上可表现为类似心绞痛的症状、心律失常，甚至心肌梗死或猝死。

- 本病无特异性治疗，β 受体阻滞剂和钙拮抗剂等降低心肌收缩力的药物可缓解症状。

94. 什么是冠状动脉瘘

- 冠状动脉未经毛细血管网而与心腔或大血管（体循环或肺循环）任一阶段之间直接相交通，其病理生理改变相同，可以统称为冠状动静脉瘘，简称冠状动脉瘘。

- 冠状动脉瘘通常是先天性的，少数是获得性的。先天性冠状动脉瘘因胎儿心血管系统发育过程中，心肌窦状间隙未退化而持续存在所致，亦有人认为冠状动脉瘘远端分支的血管网发育异常。获得性的冠状动脉瘘主要是因冠状动脉硬化、大动脉炎及手术、创伤等引起。

- 临床上按瘘口的多少将冠状动脉瘘分为三种：①单一瘘口；②多个瘘口或形成血管丛样变；③瘘口位于冠状动脉主支侧面与心腔形成一侧壁交通，或冠状动脉明显扩张，形成冠状动脉瘤，从心脏表面不能确定瘘口的确切部位及大小。

- 冠状动脉瘘患者症状的出现时间与分流量大小、瘘管的异常交通部位、伴发的其他先天性心血管畸形等因素密切相关。临床表现可以有：①心力衰竭；②缺血性心肌病；③肺动脉高压；④亚急性细菌性心内膜炎。目前冠状动脉瘘常规治疗方法有保守治疗、经导管封堵和外科手术三大类。

95. 什么是急性冠脉综合征

- 急性冠脉综合征（ACS）：是由于冠状动脉内斑块破裂，表面溃疡形成或出现裂纹，继而出血和血栓形成，引起冠状动脉不完全性或完全性阻塞所致。急性冠脉综合征是从不稳定型心绞痛到 Q 波心肌梗死的一组病症，占冠心病的 30% 左右。

- 急性冠脉综合征主要分 5 型：不稳定型心绞痛、非 ST 段抬高型心肌梗死、ST 段抬高型心肌梗死、猝死、与介入有关的并发症（冠状动脉夹层形成、冠状动脉痉挛致管腔闭塞等）。

- 急性冠脉综合征病因：绝大多数急性冠脉综合征是冠状动脉粥样硬化斑块不稳定的结果。极少数 ACS 由非动脉粥样硬化性疾病所致（如动脉炎、外伤、夹层、血栓栓塞、先天异常、滥用可卡因，或心脏介入治疗并发症）。

96. 急性冠脉综合征有哪些表现

- 急性冠脉综合征的表现：

1）典型表现为发作性胸骨后闷痛，紧缩压榨感或压迫感、烧灼感，可向左上臂、下颌、颈、背、肩部或左前臂尺侧放射，呈间断性或持续性，伴有出汗、恶心、呼吸困难、窒息感，甚至晕厥，持续 >10 分钟，含硝酸甘油不能完全缓解时常提示 AMI。部分患者在 AMI 发病前数日有乏力，胸部不适，活动时心悸、气急、烦躁、心绞痛等前驱症状。

2）不典型表现有：牙痛、咽痛、上腹隐痛、消化不良、胸部针刺样痛或仅有呼吸困难。这些常见于老年、女性、糖尿病、慢性肾功能不全或痴呆症患者。临床缺乏典型胸痛，无明显的体征。重症患者可出现皮肤湿冷、面色苍白、烦躁不安、颈静脉怒张等。

- 发生疑似急性缺血性胸痛症状时应立即停止活动、休息，并尽早向急救中心呼救。对无禁忌证的 ACS 患者应立即舌下含服硝酸甘油，每 5 分钟重复 1 次，总量不超过 1.5mg。

97. 什么是慢性心力衰竭

- 心力衰竭是各种心脏结构或功能性疾病导致心室充盈和（或）射血功能受损，心排血量不能满足心肌组织代谢需要，以肺循环和（或）体循环淤血，器官、组织血液灌注不足为临床表现的一组综合征，主要表现为呼吸困难、体力活动受限和体液潴留。

- 慢性心力衰竭是指持续存在的心力衰竭状态，是心血管病的终末期表现和最主要的死因。冠心病、高血压已成为慢性心力衰竭的最主要病因。

98. 什么是急性心力衰竭

- 急性心力衰竭（AHF）是指急性发作或加重的左心功能异常所致的心肌收缩力降低、心脏负荷加重，造成急性心排血量骤降、肺循环压力升高、周围循环阻力增加，引起肺循环充血而出现急性肺淤血、肺水肿并可伴组织、器官灌注不足和心源性休克的临床综合征，以左心衰竭最为常见。

- 急性心衰可以在原有慢性心衰基础上急性加重或突然起病，发病前患者多数合并有器质性心血管病，大多数表现为收缩性心衰，也可以表现为舒张性心衰。急性心衰常危及生命，必须紧急抢救和治疗。

99. 心衰患者有哪些常见表现

- 左心衰：左心衰指左心室代偿功能不全而发生的心力衰竭，临床上较为常见，以肺循环淤血及心排血量降低为特征。

  1）不同程度的呼吸困难：依次出现劳力性呼吸困难、夜间阵发性呼吸困难、端坐呼吸，最后为急性肺水肿，左心衰呼吸困难最严重的形式。

  2）咳嗽、咳痰、咯血：急性左心衰发作时可出现红色泡沫样痰。

  3）乏力、疲倦、运动耐量减低、头晕、心慌等是器官、组织灌注不足及代偿性心率加快导致的症状。

  4）少尿及肾功能损害。

- 右心衰：右心衰以体循环淤血为主。

  1）消化道症状：胃肠道及肝淤血引起腹胀、食欲不振、恶心、呕吐等是右心衰最常见的表现。

  2）肝区疼痛：肝淤血肿大，肝包膜被扩张，右上腹饱胀不适，肝区疼痛，重者可发生剧痛而误诊为急腹症等疾病。长期肝淤血的慢性心衰，可发生心源性肝硬化。

  3）呼吸困难：单纯性右心衰竭为左向右分流的先天性心脏病或肺部疾患所致，也有明显的呼吸困难。在左心衰竭基础上或二尖瓣狭窄发生右心衰竭时，因肺淤血减轻，故呼吸困难较左心衰竭时减轻。

  4）肾脏症状：肾脏淤血引起肾功能减退，白天尿少，夜尿增多。可有少量蛋白尿、少数透明或颗粒管型和红细胞。血尿素氮可升高。

  5）水肿：体静脉压力升高使软组织出现水肿，表现为始于身体低垂部位的对称性凹陷性水肿。

  6）颈静脉征：颈静脉搏动增强、充盈、怒张是右心衰的主要体征，肝颈静脉反流征阳性则更具特征性。

● 全心衰：右心衰继发于左心衰而形成的全心衰竭。右心衰是右心排血量减少，因此阵发性呼吸困难等肺淤血症状反而有所减轻。

100. 肌钙蛋白检测对诊断心衰有何价值

● 心力衰竭的发生和发展伴随心肌负荷过重、心肌细胞损伤、凋亡，心肌细胞间质纤维化，以及神经内分泌系统的激活等各种变化。这种变化可以在血清学上表现出来。

● 两种心脏特异性肌钙蛋白（cTn）分别为肌钙蛋白 I（cTnI）和肌钙蛋白 T（cTnT），都是心肌损伤的敏感标记物，是目前急性冠状动脉综合征发生心肌坏死的最敏感与最可靠的标志物。当心肌损伤后，心肌肌钙蛋白复合物释放到血液中，4～6 小时后，开始在血液中升高，升高的肌钙蛋白 I 能在血液中保持 6～10 天。肌钙蛋白 I 具有高度心肌特异性和灵敏度，所以肌钙蛋白已成为目前最理想的心肌梗死标志物。

● 近年来的大量研究证实：心力衰竭患者血液中肌钙蛋白水平与病情严重程度和预后密切相关，尤其是高敏 cTn 检测对临床更具价值。与 cTn 值正常者相比，心力衰竭伴 cTn 增高者，其左心射血分数（LVEF）值低，心功能级别高，且死亡率亦高。急性心力衰竭伴 cTn 升高者，短期与长期预后均差，提示需要更强化的治疗干预。治疗后高敏 cTn 仍持续升高，为死亡率增高的独立预测因素，且升高幅度与死亡率升高呈水平关系。

101. BNP 检测对诊断心衰有何价值

● BNP（B-型钠尿肽）是一种含 32 个氨基酸的多肽，主要由心室合成分泌，在心室壁张力增加或容量负荷过重时血浆 BNP 升高，BNP 具有利尿利钠、舒张血管、抑制醛固酮的分泌和肾素活性等作用。

● 近年研究表明血浆中 BNP 可以不受主观因素影响，能反映心力衰竭严重程度，逐渐被用于心衰的早期诊断。国内外多个学者对 BNP 在心衰诊断方面做了大量的临床研究，c-Cullough 等报道的多中心、前瞻性、大样本临床试验，研究结果表明 BNP 是充血性心力衰竭的独立预测指标。BNP > 100pg/ml 时，灵敏度、特异度分别达 90%、76%，诊断准确性达 83%，BNP 测定比临床医生的判断更准确。

102. X 线检查对诊断心衰有何价值

- X 线胸片可显示心脏大小轮廓，是否存在肺淤血、肺水肿、胸腔积液、肺动脉高压、大血管病变、肺部疾病等，侧位片能够反映右心室的大小。X 线胸片的优点：图像清晰，可以辨别微小病变；可以作为客观记录以备研究病情变化。目前各国有关心力衰竭的指南均将 X 线胸片列为心力衰竭的常规检查。尤其是在可疑心力衰竭、新发心力衰竭或急性失代偿期心力衰竭时。
- 心力衰竭患者的 X 线胸片表现：
  1）心脏增大。
  2）心脏外形变化：心脏外形变化是心脏不同心腔增大的结果，对心力衰竭的病因诊断具有一定的提示作用。常有 4 型：①"二尖瓣型"心脏扩大：由于心脏外形像梨，又称"梨形心"；②"主动脉型"心脏扩大：由于心脏外形像皮靴，又称"靴形心"；③普遍增大型心脏扩大：通常反映左右心室负荷过重，两心室病变或心包腔积液等心脏变化，常见于风湿性心脏病联合瓣膜病、扩张型心肌病及渗出性心包炎等；④普遍扩大型：以心肌炎和全心衰最多见。
  3）左心衰的 X 线胸片表现：①肺淤血；②肺间质性肺水肿和（或）肺泡性肺水肿；③左心房和（或）左心室增大。④叶间胸膜间、肋膈角区胸腔积液。
  4）右心衰的 X 线胸片表现：①右心室增大；②右心房增大；③上腔静脉影增宽、扩张。

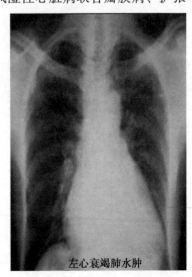

左心衰竭肺水肿

103. 超声心动图检查对诊断心衰有何价值

- 超声心动图是目前诊断心力衰竭并定量评价心脏功能的重要手段，具有无创性、无放射污染、可重复性高、检查方便、可作床旁等优势。因此，超声心动图检查已成为心血管病临床工作中评价心脏功能的常规和首选方法。超声心动图检查不仅能够观察心脏形态及结构改变，还能够评价心脏收缩及舒张功能，为准确评价心力衰竭心脏功能状态，辅助选择恰当的治疗方法及前瞻性进行预后判定提供重要的依据。

- 超声心动图研究心力衰竭主要体现在合理测量心腔容积、心肌机械力学的变化及心肌收缩的同步性。超声心动图能评价整体及局部心脏收缩及舒张功能，不仅能客观评价心力衰竭程度，并能对某些心力衰竭做出病因学诊断，为临床心力衰竭患者诊断及治疗提供非常重要的客观信息，是目前其他心血管影像技术无法达到的。

104. 什么是心肺运动试验

- 心肺运动试验仅适应于稳定的心衰患者，在评估心功能并判断心脏移植的可行性方面切实有效。运动时肌肉需氧量增高，心排血量相应增加。当患者的心排血量不能满足运动需求时，肌肉就从流经它的单位容积血中提取更多的氧，致动-静脉血氧差值增大。在氧供应绝对不足时，即出现无氧代谢，乳酸增加，呼气中 CO_2 含量增加。

- 最大耗氧量：即运动量虽继续增加，耗氧量不再增加时的峰值，表明心排血量已不能按需要继续增加。心功能正常时，此值应 > 20，轻至中度心功能受损时为 16 ~ 20，中至重度受损时为 10 ~ 15，极重度受损时 < 10。

- 无氧阈值：即呼气中 CO_2 的增长超过了耗氧量，标志着无氧代谢的出现，以开始出现两者增高不成比例时的氧耗量作为代表值，此值越低说明心功能越差。

105. 什么是 6 分钟步行试验

- 6 分钟步行试验简单易行、安全方便。通过评定慢性心衰患者的运动耐力评价心衰严重程度和疗效。要求患者在平直走廊里尽快行走，测定 6 分钟的步行距离，根据 US Carvedilol 研究设定的标准，6 分钟步行距离 <150m 为重度心衰；150～450m 为中度心衰；>450m 为轻度心衰。
- 6 分钟步行距离 <300m，提示预后不良。

106. 什么是心律失常

- 心脏在正常情况下以每分钟 60～100 次的频率有规则地跳动。当心脏的冲动发生或传导不正常，使其速率和节律发生异常时称为心律失常。
- 诱发因素：急性感染、烟、酒、咖啡、运动与精神刺激等。
- 主要表现：心悸、心前区不适、胸闷、气短、头晕、晕厥。部分患者虽患有严重的心律失常，却完全无自觉症状，往往是做心电图检查时才发现。
- 正常人偶发的心律失常因无临床意义可不予以治疗。而由各种病因引起的心律失常，使患者产生明显症状，影响患者的正常工作和生活，应予以治疗。其治疗方法有药物治疗和介入治疗两种。

107. 心慌一定就是心律失常吗

- 心慌，也就是通常所说的心悸，是由于人们主观感觉上对心脏跳动的一种不适感觉。心跳一旦失去固有的规律，人就会不舒服，也就是常说的"心慌"。它可以是疾病的征兆，也可能是正常生理反应。
- 心慌可以由于心脏活动的频率、节律或收缩强度的改变而导致，也可以在心脏活动完全正常的情况下产生，后者是由于人们对自己心脏活动特别敏感而致。

- 健康人一般仅在剧烈运动、精神高度紧张或高度兴奋时才会感觉到心慌，属于正常情况。
- 而在某些病理情况下，如心率过快、过慢以及有过早搏动时，或心脏神经官能症或过度焦虑时，患者也会有心慌的感觉。
- 以下情况可以出现心慌：
  1）心律失常：①过早搏动：房性早搏、交界性早搏及室性早搏等；②心动过速：各种原因所致的窦性心动过速、阵发性心动过速及快速型心房颤动、心房扑动等；③心动过缓：窦性心动过缓、病态窦房结综合征及高度房室传导阻滞。
  2）高动力循环状态引起心脏收缩增强：①生理性：剧烈运动，大量烟、酒、茶的刺激，某些药物如阿托品、氨茶碱、肾上腺素应用等；②病理性：高热、贫血、甲状腺功能亢进、低血糖、缺氧、嗜铬细胞瘤等。
  3）各种器质性心脏病：高血压性心脏病、风湿性心脏病、原发性心肌病及某些先天性心脏病等。
  4）心脏神经官能症。

108. 心律失常会引起晕厥吗

- 晕厥是指由脑缺血、缺氧引起的一种突然发作历时短暂的意识丧失。常分为心源性、脑源性和反射血管性三类。神经因素、心律失常、体位性低血压是晕厥最常见的病因。
- 晕厥发作最常见的机制是大脑一时性广泛性供血不足。其主要原因包括心输出量下降或心脏停搏、突然剧烈的血压下降或脑血管普遍性暂时性闭塞。晕厥时，由于血容量大幅度下降或心输出量急骤降低，使内脏和皮肤小血管收缩作用不能及时发生，导致血压下降，血容量再分配得不到保证，脑得不到最低限度供应以致发生意识障碍。
- 以下心律失常可以引起晕厥：
  1）缓慢性心律失常：心动过缓与停搏，病窦综合征，心脏传导阻滞等。
  2）快速性心律失常：阵发性室上性心动过速、室性心动过速等。

3）长 Q-T 综合征。

- 第一类医源性因素：围术期与麻醉；药物不良反应或中毒；内镜检查与治疗术；血液透析；介入性心脏疾患诊断与治疗术；伪差性心律失常及其他等。
- 第二类心源性疾病：主要指循环系统疾病，各种器质性心脏病是引起心律失常的最常见病因。
- 第三类非心源性内科系统性疾病：内分泌系统疾病；血液系统疾病；神经系统疾病；消化系统疾病；泌尿系统疾病等。
- 第四类非系统性内科疾病：即累及多系统的全身性疾病，主要包括：结缔组织病和风湿病；新陈代谢障碍和营养不良性疾病；感染性疾病；精神病和心理障碍性疾病及状态；理化因素所致疾病等。
- 第五类非内科性疾病：五官科疾病，如迷路炎、鼻窦炎、青光眼等；普外科疾病，如肠梗阻、胆囊疾病等；创伤性疾病；骨科疾病，如颈椎病、颅骨骨折等；妇产科疾病，如妊娠中毒症、更年期综合征等；小儿科疾病，如心肌炎、川崎病等。
- 第六类日常生活因素：吸烟与酗酒；情绪激动；剧烈运动；饮茶、喝咖啡；特殊体位与动作，如卧立位、咳嗽、吞咽、深呼吸、排尿、排便、性交等。

- 心脏性猝死是引起猝死的重要原因。有 10% ~20% 的心脏性猝死患者没有器质性心脏改变，其中大部分为青年人。这类患者的共同特点是在运动、情绪激动或噪声刺激等情况下易诱发恶性室性心律失常而致晕厥甚至猝死。
- 近 10 年的分子生物学的发展，许多心肌膜的离子通道被认为是各种致心律失常综合征的分子基础。大量前瞻性研究表明：控制心脏电活动的蛋白有遗传学异常可使心脏结构正常者发生心脏骤停。这种遗传性疾病伴器质性心脏病和伴心电疾病（而无器质性心脏病）所致的心律失常是遗传性心律失常。

- 以下心律失常为遗传性疾病：长 Q-T 综合征（LQTS），Brugada 综合征，特发性室颤（IVF），儿茶酚胺介导的多形性室速（CPVT），孤立性室颤，可能还包括遗传性心脏传导阻滞，不可预测的夜间猝死综合征，婴儿猝死综合征，短 Q-T 综合征等。

111. 哪些心血管病会引起心律失常

- 高血压：高血压病患者易发生快速性心律失常，其中以室性心律失常最为常见。
- 冠心病：冠心病是心律失常的常见病因，而心律失常是冠心病常见的临床表现。冠状动脉病变影响心肌的血液灌注，心肌血液灌注障碍导致了心肌结构和功能上的改变，这些改变成为心律失常的基础。
- 心衰：心力衰竭患者血流动力学和电生理的异常是产生心律失常的基础，心衰患者死亡即可由心力衰竭引起，也可由心律失常引起，主要是室速和室颤引起的心室停搏。
- 心肌疾病：包括心肌炎、原发性和继发性心肌病。
- 其他：肺源性心脏病、瓣膜性心脏病、先天性心脏病、心脏性猝死、家族遗传性心血管病。

112. 哪些心律失常属于良性

- 良性心律失常绝大多数发生于健康人。
- 可表现为朗氏分级Ⅲ级以下的期前收缩、非持续性室上性或室性心动过速、一度或二度Ⅰ型房室传导阻滞，以及左、右束支传导阻滞等，发作时无明显的血流动力学障碍。

113. 哪些心律失常属于恶性

- 恶性心律失常是指致命性心律失常，通常发生于严重器质性心脏病、心功能不全、电解质紊乱、严重感染或药物毒副作用等，发作时症状严重，伴严重血流动力学障碍，血压降低（收缩压 < 85mmHg），左室射血分数严重降低（< 40%）。可伴顽固性心功能不全、急性冠脉综合征、晕厥、阿-斯综合征或猝死等。

- 窦性恶性心律失常：①频发窦性停搏；②严重窦性心动过缓（白天心率 < 40 ~ 45 次/分）；③频发二度 II 型窦房传导阻滞等，伴频发 ≥ 2.5 ~ 3.0 秒长间隙。

- 房性恶性心律失常：①极快室率型房颤或房扑（心室率 > 180 ~ 200 次/分，常伴预激综合征）；②紊乱性房性心动过速；③慢-快综合征型病态窦房结综合征；④心房静止等。

- 室性恶性心律失常：①心室率 > 230 次/分的单形性室性心动过速；②心室率逐渐加速的室性心动过速，有发展成为室扑或室颤的趋势；③室性心动过速伴血流动力学紊乱，出现休克或左心衰竭；④多形性室性心动过速，发作时伴晕厥；⑤各种原因引起的或特发性室扑或室颤。

- 其他恶性心律失常：①高度、几乎完全性或完全性（三度）房室传导阻滞；②起搏点向下移位：从窦性转至房室交界区，最后转变为室性自搏心律，为心脏起搏点衰竭之征。

114. 抗心律失常药物有哪些类型

- 根据药物作用的电生理特点将抗心律失常药物分为四类：I 类：钠通道阻滞药；II 类：β 肾上腺素受体拮抗药；III 类：延长动作电位时程药（钾通道阻滞药）；IV 类：钙通道阻滞药。

- I 类-钠通道阻滞药：本类药物又分为三个亚类，即 I a，I b，I c。

1) I a 类：适度阻滞钠通道，降低动作电位 0 相上升速率，不同程度抑制心肌细胞膜 K^+、Ca^{2+} 通透性，延长复极过程，且以延长有效不应期更为显著。本类药有奎尼丁、普鲁卡因胺等。

2) I b 类：轻度阻滞钠通道，轻度降低动作电位 0 相上升速率，降低自律性，促进 K^+ 外流，缩短或不影响动作电位时程，相对延长有效不应期。本类药有利多卡因、苯妥英钠等。

3）Ⅰc类：明显阻滞钠通道，显著降低动作电位 0 相上升速率和幅度，减慢传导性的作用最为明显。本类药有普罗帕酮、氟卡尼等。

- Ⅱ类-β 肾上腺素受体拮抗药：阻断肾上腺素能神经对心肌 β 受体的效应，表现为减慢 4 相舒张期除极速率而降低自律性，降低动作电位 0 相上升速率而减慢传导性。本类药有普萘洛尔等。

- Ⅲ类-延长动作电位时程药：抑制多种钾电流（外流），延长动作电位时程和有效不应期，但对动作电位幅度和去极化速率影响很小。本类药有胺碘酮等。

- Ⅳ类-钙通道阻滞药：抑制 I Ca$_{(L)}$，降低窦房结自律性，减慢房室结传导性。本类药物有维拉帕米和地尔硫䓬。

115. 室早比房早严重吗

- 房早即房性期前收缩，是指起源于窦房结以外心房的任何部位的心房激动。正常成人进行 24 小时心电检测，约 60% 的人有房性期前收缩发生。各种器质性心脏病如冠心病、心肌病、肺心病等均可发生房性期前收缩，并经常是快速性房性心律失常出现的先兆。

- 房早主要症状为心悸、心脏"停跳"感，一些患者可有胸闷、心前区不适、头昏、乏力、脉搏有间歇等。有些患者也可无任何症状。此外，期前收缩的症状与患者的精神状态有密切关系，不少患者的很多症状是由于对期前收缩不正确的理解和恐惧、焦虑等情绪所致。

- 室早即室性期前收缩，是指希氏束分叉以下部位过早发生的，提前使心肌除极的心搏。可见于正常人，精神紧张、过度疲劳等也可导致。室性期前收缩更多见于患有高血压、冠心病、急性心肌梗死、心肌病、心肌炎、二尖瓣脱垂、洋地黄或奎尼丁中毒、低血钾等患者。

- 一般偶发的期前收缩不引起任何不适。当期前收缩频发或连续出现时，可使心排出量下降及重要器官灌注减少，可有心悸、胸闷、乏力、头昏、出汗、心绞痛或呼吸困难等症状。频发的室早可并发晕厥、心绞痛、心力衰竭等。

- 由于心室的主要功能是将血液泵出，所以相对而言，心室要比心房重要。且频发的室早可并发晕厥、心绞痛、心力衰竭等。因此，室早比房早更严重。

116. 房颤有哪些危害

心房颤动

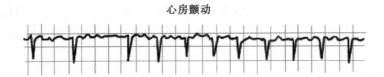

- 房颤是一种常见的心律失常，是指规则有序的心房电活动丧失，代之以快速无序的颤动波，是严重的心房电活动紊乱。心房无序的颤动即失去了有效的收缩和舒张，心房泵血功能恶化或丧失，加之房室结对快速心房激动的减缓传导，引起心室极不规则的反应。心室率紊乱、心功能受损和心房附壁血栓形成是房颤患者的主要病理生理特点。
- 房颤的危害主要有：

1）发作时患者会出现心悸、呼吸不畅、头晕、胸闷、疲劳等不适症状。

2）由于房颤时失去了心房整体性收缩对心室的充盈作用，加之不规律心室反应使患者心搏出量明显减少，心脏射血减少约30%，脑血流量减少约23%，这对原有的缺血性疾病及高龄患者都极为不利。

3）房颤是诱发脑卒中的独立危险因素，房颤患者发生脑卒中的概率是非房颤者的5.6倍，在风湿性心脏病房颤患者则为17.6倍。房颤诱发脑卒中的原因主要是房颤易并发栓塞，栓子来自左心房，多在左心耳部，因血流淤滞、心房失去收缩力导致。

4）房颤还是心力衰竭以及相关事件发生的独立危险因素，房颤介导的左心室收缩功能障碍降低左室射血分数，长期持续的心动过速可造成患者发生心室重塑，导致心动过速性心肌病，甚至发生充血性心力衰竭。

117. 哪些药物易引起心律失常

- 在应用抗心律失常药物时，引起原有的心律失常加重或诱发了新的心律失常，称为致心律失常作用，其平均发生率为13%左右。自从1989年著名的心律失常抑制试验结果公布于世，使抗心律失常药物的致心律失常作用更受关注。该试验表明心肌梗死后应用Ⅰc类氟卡尼或英卡尼治疗室性期前收缩，随访10个月期间治疗组心律失常性死亡率（4.5%）为安慰剂组（1.2%）的3.6倍。

- 目前认为抗快速性心律失常药物中，Ⅰa类和Ⅰc类在冠心病、心力衰竭等患者中最易引起致心律失常作用，可诱发尖端扭转型室性心动过速与心室颤动；Ⅰb类致心律失常作用较少；Ⅲ类胺碘酮比Ⅰa类与Ⅰc类较少致心律失常作用，但亦可引起尖端扭转型室性心动过速；Ⅱ类与Ⅳ类可引起过缓性心律失常。抗缓慢性心律失常药物在剂量较大时易引起快速性心律失常。故必须严格掌握应用抗心律失常药物的指征。

- 非抗心律失常药物致心律失常的有：①抗生素：喹诺酮类、大环内酯类；②麻醉药：丙泊酚、氯胺酮、氟烷等；③抗抑郁药：丙咪嗪、阿米替林、多虑平；④消化道药物：莫沙比利、质子泵抑制剂和H_2受体拮抗剂等。

118. 植入心脏起搏器也可以引起心律失常吗

- 植入心脏起搏器后发生心律失常极为常见，可发生于安置起搏器任何时期。因起搏器植入者大多为心肌炎、心肌病、病窦综合征等心脏病患者，心肌生物电活动不稳，以及起搏器电极进入右心室的机械刺激，引起异位节律性兴奋性增高。

- 术中出现心律失常多为暂时性，主要以室性心律失常为主，常见的有室早、室速，一般不需处理，电极定位后心律失常即可消失。个别严重者可发生室颤、室扑。也有报道，起搏器植入术后3~6个月出现频发室早、短阵室速，也有因日常生活中起搏器受外界信号触发而引起心动过速。

119. 心律失常患者的远期风险有哪些

心律失常是心血管病中重要且常见的一组疾病。它可单独发病，亦可与心血管病伴发，可突然发作而致猝死，亦可持续累及心脏而引起心力衰竭。心律失常的预后与心律失常的病因、诱因、演变趋势以及是否导致严重血流动力障碍有关。

- 心律失常可能会导致心力衰竭：心力衰竭患者容易并发各种心律失常尤其是房颤，但心颤同时也是诱发心力衰竭最重要的因素之一。其他各种类型的快速性心律失常以及严重的缓慢性心律失常均可诱发心力衰竭。

- 心律失常可能会导致心绞痛：各种类型的快速性心律失常以及严重的缓慢性心律失常均可诱发心肌缺血、心绞痛、心肌梗死。主要表现为胸痛、气短、呼吸困难等。

- 心律失常可能会导致栓塞：主要见于房颤患者，由于房颤使心房内血液淤滞，导致心房内血栓形成，部分血栓脱落可引起体循环的动脉栓塞，其中以脑栓塞最为常见；房颤患者极易发生脑卒中。再者，房颤形成的血栓可随血液流到全身各处，还可以导致肢体动脉栓塞（严重者需要截肢）、肠动脉栓塞（肠坏死）、肾动脉栓塞（血尿、肾衰）等。

- 心律失常可能会导致猝死：猝死可见于各种原因引起的心室颤动、室性心动过速、心动过缓、心室停搏等所引起的心脏停跳。

- 心律失常的其他远期风险：除以上介绍的之外，较严重的心律失常，如病窦综合征、快速心房颤动、阵发性室上性心动过速、持续性室性心动过速等，可引起心悸、胸闷、头晕、低血压、出汗，严重者可出现晕厥、阿-斯综合征，甚至猝死等风险。

120. 心律失常患者的常见表现有哪些

- 心律失常的血流动力学改变的临床表现主要取决于心律失常的性质、类型、以及对心功能和血流动力学影响的程度，如轻度的窦性心动过缓、窦性心律不齐、偶发的房性期前收缩、一度房室传导阻滞等对血流动力学影响甚小，故无明显的临床表现，较严重的心律失常，如病窦综合征、快速心房颤动、阵发性室上性心动过速、持续性室性心动过速等，可引起心悸、胸闷、头晕、低血压、出汗、严重者可出现晕厥、阿-斯综合征，甚至猝死。

- 由于心律失常的类型不同，临床表现各异，主要有以下几种表现：

  1）冠状动脉供血不足的表现：各种心律失常均可引起冠状动脉血流量降低，但较少引起心肌缺血。然而，对有冠心病的患者，各种心律失常都可以诱发或加重心肌缺血，主要表现为心绞痛、气短、周围血管衰竭、急性心力衰竭、急性心肌梗死等。

  2）脑动脉供血不足的表现：不同的心律失常对脑血流量的影响也不同。脑血管正常者，上述血流动力学的障碍不致造成严重后果，倘若脑血管发生病变时，则足以导致脑供血不足，其表现为头晕、乏力、视物模糊、暂时性全盲，甚至于失语、瘫痪、抽搐、昏迷等一过性或永久性的脑损害表现。

  3）肾动脉供血不足的表现：心律失常发生后，肾血流量也发生不同的减少，临床表现有少尿、蛋白尿、氮质血症等。

  4）肠系膜动脉供血不足的表现：快速心律失常时，血流量降低，肠系膜动脉痉挛，可产生胃肠道缺血的临床表现，如腹胀、腹痛、腹泻，甚至发生出血、溃疡或麻痹。

  5）心功能不全的表现：主要为咳嗽、呼吸困难、倦怠、乏力等。

121. 哪些心律失常不必应用抗心律失常药物

- 良性和无害性心律失常一般不必应用抗心律失常药物，其特点：
  1）无器质性心内外疾病。
  2）无血流动力学障碍。
  3）左室射血分数、心率变异性正常，心电晚电位阴性。
  4）心律失常类型较轻、稳定或抗心律失常药物无效。

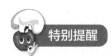 特别提醒

以下心律失常必须应用抗心律失常药。

- 致命性心律失常：极速型房颤、扭转型室速、室颤、三度房室传导阻滞、心室停搏、全心停搏。
- 恶性心律失常：①常发生于器质性心脏病、严重电解质紊乱、重度药物中毒、严重感染等情况；②伴有严重血流动力学障碍，如急性心功能不全、休克、阿-斯综合征等；③左室射血分数明显降低（<40%）。
- 潜在恶性心律失常：①常发生于器质性心脏病；②伴有心悸、胸闷、气促等症状；③血压偏低，左室射血分数轻度降低（40%~50%）。
- 器质性心律失常：①常发生于器质性心脏病和非心源性疾病；②心律失常类型严重。

122. 什么是心脏电复律

- 心脏电复律指在严重快速型心律失常时，用外加的高能量脉冲电流通过心脏，使全部或大部分心肌细胞在瞬间同时除极，造成心脏短暂的电活动停止，然后由最高自律性的起搏点（通常为窦房结）重新主导心脏节律的治疗过程。在心室颤动时的电复律治疗也常被称为电击除颤。
- 心脏电复律对终止折返性心动过速特别有效。原则上，任何形式的心动过速，只要导致低血压、充盈性心力衰竭或心绞痛，而内科治疗又不能迅速奏效时，均应电击终止。转复成功后，患者的血流动力学状态几乎均能改善。

123. 哪些患者需要紧急复律

- 以下心律失常患者需要紧急电复律：
1) 预激综合征伴有房颤/房扑。
2) 房扑导致快速心室率引发低血压、心力衰竭或心绞痛的患者，可立即同步电复律。
3) 少数顽固性阵发性室上速经上述治疗无效，发作持续时间长，并伴有血流动力学障碍，如血压下降、诱发或加重心绞痛或心力衰竭，此时无论是窄 QRS 还是宽 QRS 型均应立即行直流电转复治疗。

4) 房颤伴心脏、左房扩大不明显（心胸比例＜60%，心室率＜200次/分）时应考虑同步直流电复律，当心室率达250次/分，常立即给予同步直流电复律。

5) 房颤后心力衰竭或心绞痛恶化不易控制。

6) 室性心动过速：室性心动过速经药物治疗无效或伴有严重血流动力学障碍及频发阿-斯综合征时应紧急行同步直流电复律；但是对于无法识别R波的快速室性心动过速，有时只能进行非同步电击复律治疗。

7) 多形性室性心动过速。

8) 室颤、无脉性室速：一旦出现心室颤动，通常即刻引起显著的血流动力学障碍，应立即使用非同步电复律，而且应越早越好，因为除颤成功的可能性随着时间的流逝而降低，且室颤可能在数分钟内转为心脏停搏。

9) 异位性心动过速而性质不明（如室上性心动过速伴差异性传导阻滞或室性心动过速不能明确鉴别时）而导致用药困难且伴有明显血流动力学障碍者。

124. 什么是左心耳封堵术

- 左心耳封堵术就是在左心耳的入口处植入笼状结构的封堵器，封闭左心耳心房入口，使左心耳闭塞，从而预防房颤时左心耳内血栓的形成，降低房颤患者由血栓栓塞引发致残或死亡的风险。同时，左心耳封堵术微创治疗方案可解除患者对长期口服抗凝治疗的依赖性，为患者提供治疗新选择。

- 左心耳封堵术主要适用于卒中风险高、有抗凝治疗禁忌、出血风险高或不愿意长期服用抗凝药的房颤患者。由于75岁以上老年人是服用华法林出血的高危人群，有学者建议将年龄在75岁以上的人群作为华法林抗凝治疗的相对禁忌证，可考虑实行左心耳封堵术预防卒中。国外研究显示左心耳封堵术的成功率为97%，随访2年中，成功左心耳封堵术可明显降低房颤患者脑卒中的风险。

125. 什么是心脏再同步化治疗

- 心脏再同步化治疗（CRT），即三腔起搏器，需要将三根电极分别植入右心室、右心房和左心室（通过冠状窦进入靠近左室侧壁或后壁的静脉，在心外膜起搏），主要通过双心室起搏纠正室间或心室内不同步，增加心室排血和充盈，减少二尖瓣反流，提高射血分数，从而改善患者的心功能。

- 目前认为早期植入 CRT 进行干预能逆转心脏重塑，防止心力衰竭进展，降低症状性心力衰竭的发生率和死亡率。

- 最新 2016 ESC 急性、慢性心力衰竭诊疗指南指出：对至少给予最优化药物治疗 3 个月以上仍有症状且 LVEF≤35%、窦性心律、QRS 波群宽度≥130ms 且呈左束支传导阻滞形态的心衰患者，推荐心脏再同步化治疗（CRT），以改善症状并降低死亡率。QRS 波群宽度 < 130ms 是植入 CRT 的禁忌证。

- CRT 能够改善患者的心功能，但在 CRT 治疗中，仍有 20% ~ 30% 的患者对 CRT 治疗没有反应，也就是说，这些患者的临床症状并没有因为接受 CRT 治疗而得到改善。考虑到植入对技术的要求以及医疗花费，如何选择合适的患者，使更多的患者真正从 CRT 治疗中获益成为研究的重点。

126. 什么是植入性心脏复律除颤器治疗

- 心脏性猝死的发病率较高，在所有的心脏原因引起的死亡中约占 63%，是心血管病的主要死亡原因之一，严重危及生命。造成猝死的最常见原因是恶性室性心律失常，如室速、室颤，此时心脏丧失泵血功能，且多发生在院外，争取在数分钟内实施电击是降低该类患者死亡率的关键。

- 植入性心脏复律除颤器（ICD）就是用来随时终止这些恶性心律失常的一种仪器，大量研究表明，ICD 植入要比抗心律失常药物治疗有效得多。ICD 的外观与起搏器类似，植入的部位也基本相同，但 ICD

要较常规的起搏器大。

- ICD 具有支持性起搏和抗心动过速起搏、低能量心脏转复和高能量除颤等作用，可以随时检测出并判断患者所发生的严重室性心律失常的类型，并能自动放电除颤，明显减少恶性室性心律失常的猝死发生率，挽救患者的生命，目前已成为治疗恶性室性心律失常最有效的方法，已成为无可逆性诱发因素的心脏性猝死高危患者的首选治疗措施。

127. 心电图对诊断心律失常有何价值

- 心电图是利用心电图机从体表记录心脏每一心动周期所产生的电活动变化图形的技术。心电图一直是临床用于诊断心律失常的最为简单易行的无创性手段，对大多数心律失常都能根据其特征性改变明确诊断。特别在抢救危重心律失常患者时能快速、准确地做出诊断并指导治疗，是其他检查不能替代的。

- 心电图是临床最常用的检查之一，应用广泛。应用范围包括：
  1）记录人体正常心脏的电活动。
  2）帮助诊断心律失常。
  3）帮助诊断心肌缺血、心肌梗死、判断心肌梗死的部位。
  4）帮助诊断心脏扩大、心室肥厚。
  5）判断药物或电解质情况对心脏的影响。
  6）判断人工心脏起搏状况。

128. 心电图 ST 段抬高提示什么

- ST 段是 Q 波终点至 T 波起点的一线段，反映心室肌早期复极过程中的电位变化，在心肌细胞动作电位曲线上为 2 相，其形成主要是 Ca^{2+} 缓慢内流。正常情况下 ST 段亦可抬高，肢体导联和 $V_{3\sim6}$ 导联不应超过 $0.1mV$，$V_{1\sim3}$ 导联不应超过 $0.25mV$。ST 段抬高超过正常范围，是心肌损伤的心电图特征性表现。

- ST 段抬高可能发生于心外膜下心肌损伤、左心室肥厚、左束支传导

概念篇

71

阻滞、心肌梗死、心包炎、高钾血症、心脏肿瘤或冠状动脉痉挛所致的一过性心肌缺血。除外由损伤电流所致的复极延迟或心外膜下过早复极。

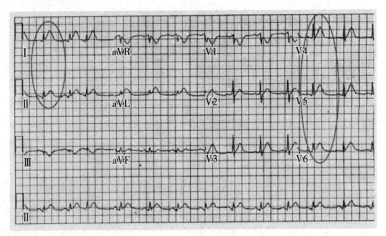

129. 心电图 T 波倒置提示什么

- T 波改变是一常见的心电现象。心室复极时心肌跨壁离散度和整体离散共同作用形成 T 波。任何影响心室复极、增加跨壁离散度的因素均可以引起 T 波改变。T 波改变可见于健康人，也可见于病情轻重不一的心脏疾病以及心外疾病。

- AHA/ACC/HRS 2009 年心电图标准化与解析建议：Ⅰ、Ⅱ、aVL、V2~V6 导联 T 波振幅 −0.1 ~ −0.5mV 定义为 T 波倒置；−0.5 ~ −1.0mV 为 T 波深倒置；T 波倒置振幅超过 1.0mV 为巨大倒置 T 波。正常情况下 T 波方向与同导联 QRS 波主波方向一致。

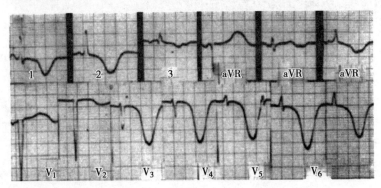

- 心肌缺血可使 T 波表现为直立高耸和倒置两种，前者提示心内膜下心肌缺血；后者提示心外膜下或透壁性心肌缺血。值得注意的是，并非所有深倒置的 T 波都是心肌缺血。其他还可见于心肌病、心肌劳损及脑血管意外等。

130. 什么是心肌炎

- 心肌炎是心肌的炎症性疾病，起病急缓不定，多有自限性。心肌炎常见病因有：①感染性因素：病毒如柯萨奇病毒、艾柯病毒、流感病毒、腺病毒、肝炎病毒等；细菌如白喉杆菌、链球菌等；真菌；立克次体；螺旋体；原虫等。其中病毒性心肌炎最常见。②自身免疫性疾病：系统性红斑狼疮、巨细胞性心肌炎。③物理因素：胸部放射性治疗引起的心肌损伤。④化学因素：如抗菌素、肿瘤化疗药物等多种药物。

- 心肌炎可发生于各年龄的人群，以青壮年发病较多。对于感染性原因引起的心肌炎，常先有原发感染的表现，如病毒性者常有发热、咽痛、咳嗽、呕吐、腹泻、肌肉酸痛等，大多在病毒感染 1~3 周后出现心肌炎的症状。心肌炎的临床症状与心肌损害的特点有关，如以心律失常为主要表现者可出现心悸，严重者可有黑蒙和晕厥；以心力衰竭为主要表现者可出现心力衰竭的各种症状，如呼吸困难等。严重者发生心源性休克或出现休克的相关表现；若炎症累及心包膜及胸膜时，可出现胸闷、胸痛症状；有些患者亦可有类似心绞痛的表现。

131. 什么是病毒性心肌炎

- 病毒性心肌炎主要是由病毒感染或病毒感染性疾病导致心脏产生炎性改变。柯萨奇 B 组病毒、孤儿病毒、脊髓灰质炎病毒等为常见病毒，尤其是柯萨奇 B 组病毒感染，是最常见的致病原因。

- 病毒性心肌炎患者轻者可无症状，重者可出现心源性休克及猝死。多数患者发病前 1~3 周有发热、全身倦怠感和肌肉酸痛，或恶心、

概念篇

呕吐等消化道症状。随后可以有心悸、胸痛、呼吸困难、水肿，甚至晕厥、猝死。心电图可表现为心肌损害或心律失常。及时、有效的治疗可使疾病痊愈，未及时治疗者可留有后遗症，若症状反复发生可发展为心脏扩大、心力衰竭。

132. 病毒性心肌炎在什么季节好发

- 病毒性心肌炎的好发季节与病毒感染的多发季节有关。
- 流行性感冒一般多见于冬季，因此由流感病毒导致的病毒性心肌炎流行多在冬季。
- 肠道病毒包括脊髓灰质炎病毒、柯萨奇病毒 A 及 B、艾柯病毒等均在夏秋季发病为多，因此由肠道病毒导致的病毒性心肌炎流行多在夏秋季。
- 单纯疱疹及带状疱疹病毒感染则几乎全年都有，因此由疱疹病毒导致的病毒性心肌炎也是全年散发，每个季节都有。
- 病毒性心肌炎在居住条件比较拥挤的国家可为散发性，无明显季节影响。

133. 哪些人群易患病毒性心肌炎

- 病毒性心肌炎可由多种病毒感染引起，其中以柯萨奇病毒 B 最常见，水痘、EB 病毒也可引起。病毒感染人体后可直接侵袭心肌，也可为病毒感染后的自身免疫反应所致。前者以儿童多见，后者以青少年多见。
- 病毒性心肌炎可发生在婴幼儿到老年人的各个年龄段，但以儿童和 40 岁以下的成年人居多，35% 的患者在 10~30 岁。成年人发生病毒性心肌炎的平均年龄在 31~35 岁。有研究表明，在出现病毒感染症状的患者中，心肌炎发生比例在 1 岁以下婴幼儿中为 5%，1~9 岁中为 1%，10~29 岁中为 6%，29 岁以上为 14%。据日本相关研究者统计，心肌炎的发生有两个年龄高峰：10 岁以下和 60~69 岁。

- 病毒性心肌炎的患者中，男性比例高于女性。

134. 为什么心肌炎容易漏诊和误诊

- 由于心肌炎的临床表现多样，大部分患者呈隐匿过程，心电图及超声心动图表现缺乏特异性，并且心肌酶谱和心肌肌钙蛋白的检查在错过最佳时间后往往检测不出，造成漏诊、误诊，对一些复杂的病例，必要时还需要进行心内膜心肌活检来明确诊断，由于许多医院不具备活检条件，活检本身也有其局限性（心肌炎病变多以左心室为主，而活检受仪器条件限制多取自右心），活检的有创性和费用无疑给患者家庭带来较重的经济负担和心理压力。
- 因此，目前医生诊断心肌炎多属推论性，即患者具备心肌炎临床特点而又能排除风湿性心脏病、冠心病以及其他病因引起的心脏病存在，就可以考虑心肌炎的临床诊断。

135. 病毒性心肌炎妇女能怀孕吗

- 轻度病毒性心肌炎孕产妇，心脏代谢功能尚好，在医生的指导下多能耐受妊娠。
- 对于严重的心肌炎孕产妇，易并发心力衰竭，危及孕妇和胎儿的生命。
- 心脏病合并妊娠者预后好坏与处理措施有一定关系。病情严重而复杂，如诊断正确，治疗及时，用药恰当，可争取到较为满意的结果。
- 妊娠合并病毒性心肌炎可导致胎儿发育落后，体重减轻，严重者可引起早产、死胎或死产。

136. 什么是心肌病

- 心肌病是一组异质性疾病，由不同病因（遗传性病因较多见）引起的心肌病变导致心肌机械和（或）心电功能障碍，常表现为心室肥厚或扩张。该病可局限于心脏本身，也可为系统性疾病的部分表现，最终可导致心脏性死亡或进行性心力衰竭。由其他心血管病继发的心肌病理性改变不属于心肌病范畴，如心脏瓣膜病、高心病、肺心病、冠心病等所致的心肌病变。

- 我国制定的心肌病诊断及治疗建议将原发性心肌病分为扩张型心肌病、肥厚型心肌病、限制型心肌病、致心律失常性右室心肌病、未定型心肌病五类。

- 扩张型心肌病是一类以左心室或双心室扩大伴收缩功能障碍为特征的心肌病。常发生充血性心力衰竭，所以也称之为充血型心肌病。最常见，占心肌病的 70% ~ 80%。

- 肥厚型心肌病是一种遗传性心肌病，以心室非对称性肥厚为特点。由于不少患者有室间隔不对称肥厚而造成心室流出道梗阻，故以往称之为梗阻型心肌病，实际上还有部分患者虽有心肌肥厚但并未造成梗阻。此型占 10% ~ 20%。是儿童和青少年运动员猝死的最常见原因之一。

- 限制型心肌病以心室壁僵硬增加、舒张功能降低、充盈受限而产生临床右心衰症状为特征的一类心肌病。患者心房扩张，但早期左心室不扩张，收缩功能多正常，室壁不增厚或仅轻度增厚。确诊后 5 年生存期仅约 30%。

137. 糖尿病会引起心肌病吗

- 糖尿病是一组由遗传和环境因素相互作用而引起的临床综合征。因胰岛素分泌绝对或相对不足以及靶组织细胞对胰岛素敏感性降低，引起糖、蛋白、脂肪、水和电解质等一系列代谢紊乱。以高血糖为标志，长期的糖尿病可引起多脏器的损害。患糖尿病后心脏微血管病变和心肌代谢紊乱可引起广泛性局灶性坏死等损害。

- 糖尿病性心肌病是指发生于糖尿病患者，不能用高血压性心脏病、冠状动脉粥样硬化性心脏病、心脏瓣膜病及其他心脏病变来解释的心肌疾病。该病在代谢紊乱及微血管病变的基础上引发心肌广泛性局灶性坏死，出现亚临床的心功能异常，最终进展为心力衰竭（为糖尿病性心肌病的主要表现）、心律失常及心源性休克，重症患者甚至猝死。

138. 甲亢也会引起心肌病吗

- 甲状腺功能亢进症（甲亢）是指由多种原因使甲状腺功能增强，甲状腺激素分泌过多，导致代谢亢进，甲状腺激素直接作用于心肌和周围血管，并使儿茶酚胺作用加强而出现的一组临床综合征。约90%的甲亢患者有心脏表现，约5%～10%（有学者报告达10%～22%）的甲亢可出现心肌病变。
- 甲亢性心肌病以心脏扩大、心力衰竭和房颤为主要特征。甲亢性心肌病多发于40岁以上，男女比例约为1:2。

139. 心肌病的常见临床表现有哪些

- 扩张型心肌病以中年人居多。起病多缓慢，有时可达10年以上。主要表现为活动时呼吸困难和活动耐量下降。症状以充血性心力衰竭为主，其中以气短和水肿最为常见。
- 肥厚型心肌病以青壮年多见，常有家族史。最常见的症状是劳力性呼吸困难和乏力，其中劳力性呼吸困难可达90%以上，最常见的持续性心律失常是房颤。部分患者有晕厥，常于运动时出现，晚期出现左心衰的表现。
- 限制型心肌病早期仅有发热、全身倦怠，多见于嗜酸性粒细胞增生者。后期多出现心力衰竭及体循环和肺循环栓塞。表现为右心室或双心室病变者，常以右心衰竭为主，临床表现酷似缩窄性心包炎。左心室病变者，因舒张受限，尤其并存二尖瓣关闭不全时，可出现心绞痛及明显的呼吸困难等严重左心衰竭的表现及心绞痛。

140. 肥厚型心肌病与猝死的关系

- 肥厚型心肌病是一种遗传性心肌病，以心室非对称性肥厚为特点，是儿童和青少年运动员猝死的最常见原因之一。
- 房颤、心肌缺血、流出道梗阻和剧烈的体力活动是肥厚型心肌病猝死的主要触发因素，这些触发因素作用于紊乱的心肌骨架可产生室性快速性心律失常或室颤。

- 肥厚型心肌病猝死的明确危险因素包括：①年龄较轻的肥厚型心肌病患者；②有明显的左室肥厚者；③有猝死家族史者；④有室速发作，且有意识障碍者；⑤电生理检查诱发出室速者；⑥有心肌局部缺血表现者。

- 有学者研究显示猝死可能与下列因素有关：①严重的心律失常；②动力性左室流出道梗阻；③左室充盈障碍；④运动诱发及左室压力反射敏感所致的严重低血压。

治疗篇

141. 治疗心血管病有哪些药物

治疗心血管病的药物很多，常用的主要有：

- 硝酸酯类药物：主要包括硝酸甘油、硝酸异山梨酯片（消心痛）、硝酸异山梨酯片缓释片（长效消心痛）、5-单硝酸异山梨酯片、5-单硝酸异山梨酯缓释片（异姆多），长效硝酸甘油制剂等，目前主张用长效制剂。
- 钙拮抗剂：包括硝苯地平片（心痛定）、合心爽片、维拉帕米片（异搏定）、氨氯地平片（络活喜）等。
- β受体阻滞剂：包括普萘洛尔片（心得安）、美托洛尔片（倍他乐克）、美托洛尔缓释片、阿替洛尔片等。
- 血管紧张素转换酶抑制剂（ACEI）：包括卡托普利片（开搏通）、贝那普利片（洛汀新）、赖诺普利片、依那普利片、雷米普利片等。
- 血管紧张素Ⅱ受体阻滞剂：常用的有氯沙坦片（科素亚）、缬沙坦胶囊（代文）、厄贝沙坦片（安博维）等。
- 抗血小板药：包括阿司匹林肠溶片、氯吡格雷片（波立维）等。
- 抗凝药：肝素针、低分子肝素针、华法林片等。
- 调节血脂药物：非诺贝特片、吉非贝齐、阿托伐他汀片、普伐他汀、辛伐他汀等。
- 中成药：麝香保心丸、复方（冠心）丹参滴丸、通心络、苏合香丸等。

- 利尿剂分为三类：①袢利尿剂：呋塞米、丁脲胺、福洛必；②噻嗪类利尿剂：氢氯噻嗪、氯噻酮、蒙达清；③保钾利尿剂：螺内酯、氨苯蝶啶。

  1）袢利尿剂：呋塞米：口服 20～40mg，每日 1～2 次，可视病情增加至 80～120mg，儿童 1～2mg/kg。肌注或静推 20～40mg，每日 1～2 次，可视情况酌增，大剂量时，注速＜4mg/min。丁脲胺：0.5～2mg 口服或静推，每日 1～2 次；福洛必：1～2 片晨服。

  2）噻嗪类利尿剂：氢氯噻嗪：口服 25～50mg，每日 1～2 次；氯噻酮：口服 0.1g，每日 1 次；吲哒帕胺：口服 2.5mg，每日 1 次；蒙达清：口服 1 片，每日 1 次。

  3）保钾利尿剂：螺内酯：口服 20～120mg，每日 1～3 次；氨苯蝶啶：口服 50～100mg，每日 1～3 次。

- 合理使用利尿剂的原则：①间断使用；②首选噻嗪类，可加用保钾利尿剂；③袢利尿剂用于急性肺水肿和重度心衰；④用药期间记录出入量、体重变化、电解质和肾功能等；⑤快速使用速尿应观察脉搏和血压，以防血流动力学紊乱。

- 低钾血症：小剂量开始，逐渐加量；间歇给药；多进食富含钾的食物；限制盐摄入；合用保钾利尿剂或转换酶抑制剂；必要时补钾（视情况可予口服、静滴、微泵静推）。

- 高血糖：长期使用噻嗪类利尿剂可致空腹血糖、糖化血红蛋白和胰岛素轻度升高，对胰岛素敏感性降低。停用利尿剂、纠正低钾和使用转换酶抑制剂可使血糖恢复正常。

- 高脂血症：长期使用噻嗪类利尿剂可致血清总胆固醇、低密度脂蛋白和极低密度脂蛋白轻度升高，甘油三酯可增高或不变，停药后血脂水平可恢复正常。吲哒帕胺对脂质代谢影响小。噻嗪类利尿剂应

避免与 β 受体阻滞剂合用。

- 高尿酸血症：噻嗪类和袢利尿剂可抑制尿酸分泌排出，导致高尿酸血症，诱发痛风。小剂量氢氯噻嗪对尿酸影响不大，停药后痛风可缓解。
- 长期使用螺内酯可致男性乳房发育、阳痿、性欲减退、月经不调等，一旦出现这些副作用，应改变治疗方案。

144. 哪些药物与利尿剂有相互作用

- 下列药物与利尿剂有相互作用：

  1）降压药物：噻嗪类利尿剂常与降压药合用。可使降压作用加强，也可消除利血平、可乐定、肼屈嗪、胍乙啶和钙拮抗剂等引起的水肿。

  2）β 受体阻滞剂：呋塞米与普萘洛尔合用，可使普萘洛尔血药浓度升高，β 受体阻滞作用增强。

  3）洋地黄类：二药合用起协同作用。排钾利尿剂引起的低钾易诱发洋地黄毒性反应，尤其是严重心律失常。螺内酯可诱导肝酶促进洋地黄代谢，降低疗效。

  4）降糖药：噻嗪类药有升糖作用，可减弱降糖药疗效。二药合用时，应根据血糖水平调整降糖药用量并适当补钾。

  5）调脂药：考来烯胺与考来替泊可在消化道中与噻嗪类利尿剂结合，影响其吸收，降低疗效。应在服调脂药前 1 小时或 4 小时后服利尿剂。

  6）非甾体类抗炎药：可阻断袢利尿剂的利尿作用，二药合用可引起高钾血症及急性肾衰。阿司匹林可减弱利尿剂的作用。

  7）丙磺舒：可干扰速尿和噻嗪类利尿剂从肾小管分泌，减少其清除，增强其利尿作用且延长作用时间。

  8）抗生素：袢利尿剂可增加氨基糖苷类的耳毒性和肾毒性，也可加重先锋霉素对肾功能的损害。

  9）抗凝药：噻嗪类利尿后使体液减少，血中凝血因子浓度增高，拮抗口服抗凝药作用。螺内酯可增加凝血因子浓度。袢利尿剂可将华法林从血浆蛋白结合部位游离出来，延长凝血酶原时间（PT）。氨苯蝶啶可减弱华法林的抗凝作用。

治疗篇

10) 抗肿瘤药：噻嗪类利尿剂可增加抗肿瘤药发生白细胞减少症的危险性。依他尼酸与顺铂有协同作用，易致耳毒性反应。

11) 碳酸锂：螺内酯、噻嗪类与碳酸锂合用可致血锂浓度升高，并导致锂中毒。乙酰唑胺可抑制锂的重吸收，促进其排出并降低疗效。

12) 转换酶抑制剂：利尿剂引起的低钠可加强转换酶抑制剂的作用。保钾利尿剂不宜与转换酶抑制剂合用，以防高钾血症发生。

13) 两性霉素 B、激素、苯妥英钠：利尿剂与两性霉素 B 合用可致低钾血症。排钾利尿剂与激素合用易致低钾血症。苯妥英钠能降低呋塞米 50% 的利尿作用。噻嗪类利尿剂可增强非去极化肌松剂的作用。

145. 应用利尿剂时应观察哪些指标

- 观察利尿剂疗效：包括水肿消退、尿量增加、血压下降等。观察每日体重变化和水肿消退情况并记录，记录进出量及尿的性状。体重减少 1kg 提示 1000ml 体液丢失。出量 > 100ml/h 者很有可能出现利尿剂的副作用。

- 若在利尿过程中，水肿再现或加重，应注意：所用利尿剂是否正确？何种利尿剂？剂量多少？基础疾病有无恶化？是否由于其他疾病所致？

- 观察毒副作用：血钾水平；ECG 变化（低电压、u 波、T 波低平、ST 段压低等）；心律失常；低血压；呼吸弱而浅表；厌食、恶心呕吐；肠蠕动减弱或肠麻痹；肌无力；意识障碍、定向困难。

- 使用大剂量利尿剂时，应观察脱水征象：皮肤皱缩、黏膜干燥；少尿、高比重尿；烦渴；心动过速、低血压；意识水平变化；红细胞压积（HCT）升高（>45%）。

- 使用保钾利尿剂时，应观察：ECG 变化（P-R 间期延长、QRS 波增宽、T 波高尖、ST 段压低等）；心律失常，易发展为室颤、停搏。

- 观察药物间的相互作用：

1) 增强利尿剂作用的药物：氨基糖苷类抗生素（耳毒性）；降压药（低血压反应）；激素（低钾血症）。

2) 降低利尿剂疗效的药物：非甾体类抗类药，如阿司匹林、布洛芬等（水、钠潴留）；避孕药（水钠潴留）；去甲肾上腺素、异丙肾上腺素等（对抗利尿剂所致的低血压反应）。

● 观察利尿药的耐药性：利尿药效果差或无效果的原因包括：患者依从性差；患者与医生配合欠佳，未按嘱服药，限钠不严格；有效血容量（肾血流量）减少，利尿作用减弱；肾功能不全：肾小球滤过率（GFR）<50ml/min，噻嗪类利尿剂作用减退，GFR<25ml/min 即无利尿作用。呋塞米在 GFR<25ml/min 时仍有利尿作用，GFR<10ml/min 时效果利尿剂仅为原来的1/10，增加剂量后，利尿作用可加强。

146. 常用的 β 受体阻滞剂有哪些

● β 受体阻滞剂包括美托洛尔、阿替洛尔、卡维地洛等，使用时需注意：
  1）心率：每天数心率或脉搏（不低于 55 次/分）。
  2）血糖、血脂监测：长期应用 β 受体阻滞剂可能使血糖、血脂升高；胰岛素依赖性糖尿病患者使用非选择性 β 受体阻滞剂时可掩盖低血糖症状（颤抖、心动过速），需加强血糖检测。
  3）性功能障碍或丧失。
  4）有无肢端发凉或雷诺现象：观察有无肢体体温降低、脉搏消失、肢体发绀和坏死等症状。
  5）观察是否出现感觉异常、失眠、多梦、抑郁、乏力等症状。
  6）注意有无出现恶心、腹泻、腹痛等症状。
  7）长期服药患者不能突然停药，否则可出现"反跳现象"。

147. 如何防治 β 受体阻滞剂的常见副作用

● 心力衰竭：β 受体阻滞剂可治疗心衰，但在治疗早期可使心衰加重，需谨慎使用。防治策略：β 受体阻滞剂主要用于心功能（NYHA）≤Ⅲ级者，心功能Ⅳ级者慎用；应在足够的强心、利尿、扩血管基础上使用；应从极小剂量开始，逐渐加量，剂量调整常需要 2~4 周；密切观察病情和生命体征；具内在拟交感活性的吲哚洛尔和普拉洛尔的负性肌力作用小。

● 传导阻滞：β₁ 受体阻滞剂阿替洛尔和非选择性的普萘洛尔可降低窦

房结和房室结的自律性，导致窦性心动过缓和传导阻滞。β 受体阻滞剂禁用于窦缓、二度以上房室传导阻滞和病窦综合征患者。

- 支气管痉挛：哮喘或支气管炎患者使用 β 受体阻滞剂可诱发支气管痉挛，非选择性 β 受体阻滞剂（普萘洛尔）引起痉挛较多见。服用选择性 β_1 受体阻滞剂（美托洛尔）而发生支气管痉挛时，可予 β_2 受体激动剂（舒喘灵）以扩张支气管。

- 肢端循环障碍：β 受体阻滞剂可致肢体温度降低、脉搏消失、雷诺现象、间歇性跛行、肢体发绀和坏死，故禁用于血管性疾病。原因：阻滞血管 β_2 受体，相对兴奋 α 受体，使血管收缩，心排出量减少。以普萘洛尔的发生率最高，阿替洛尔的发生率较低。

- 中枢神经系统反应：脂溶性 β 受体阻滞剂（普萘洛尔）在治疗期间可出现多梦、幻觉、失眠、抑郁症、感觉异常、激动、乏力等症状。

- 对血脂、血糖的影响：长期使用无内在拟交感活性的 β 受体阻滞剂可使 TG 和 LDL 升高，HDL 降低，对总胆固醇无影响。糖尿病患者使用胰岛素后致低血糖反应或禁食、麻醉等致血糖降低者，应用 β 受体阻滞剂后，低血糖恢复延迟，可掩盖低血糖所致的心动过速。普萘洛尔慎用于糖尿病、禁食或麻醉患者。

- 2% ~10% 患者服用 β 受体阻滞剂可出现恶心、腹泻、便秘、腹痛等胃肠道反应；白细胞下降、皮疹等的发生率较低；中毒症状：心动过缓、低血压、室性心律失常、传导阻滞、意识障碍和死亡等（服药后 30 分钟出现症状，12 小时症状最严重）；阳痿。

- 突然停药可致高血压、快速型心律失常、心绞痛加剧和心梗。原因：突然撤药，交感活性再现使心肌需氧突然增加；血小板黏附力增强和反跳性高聚集；肾素-血管紧张索活性增高；甲状腺素和儿茶酚胺水平增高，β 受体数目增多等。应逐渐减量直至停用。

148. 哪些药物与 β 受体阻滞剂有相互作用

- 戊巴比妥钠、利福平：戊巴比妥钠、利福平诱导肝酶，加速代谢，减少阿普洛尔和美托洛尔的生物利用度。

- 甲状腺激素：甲亢患者或使用甲状腺激素者，加快普萘洛尔和美托洛尔在体内的清除，降低其生物利用度（阿替洛尔除外）。

- 西米替丁、氯丙嗪：西咪替丁、氯丙嗪可抑制肝酶，增加 β 受体阻滞剂的生物利用度，升高血药浓度。普萘洛尔也可增加氯丙嗪的血药浓度。

- 利尿剂、扩血管药：利尿剂、扩血管药与 β 受体阻滞剂合用，增强降压作用。肼苯达嗪可减少普萘洛尔和美托洛尔的首过效应，升高血药浓度。普萘洛尔和美托洛尔降低利多卡因的清除率，增加利多卡因的毒性。

- 非甾类抗炎药（消炎痛）、萘普生：非甾类抗炎药（消炎痛）、萘普生对抗普萘洛尔的降压作用。

- 维拉帕米、双异丙吡胺、利多卡因：β 受体阻滞剂与维拉帕米、双异丙吡胺、利多卡因等合用，可致心肌抑制和传导障碍。与硝苯地平合用，可致严重低血压和心衰。大剂量索他洛尔（兼有Ⅲ类抗心律失常作用）可延长 Q-T 间期，增加室性心律失常和猝死的危险性，忌与排钾利尿剂合用。使用过新福林的患者加用 β 受体阻滞剂可致严重高血压。β 受体阻滞剂使哌唑嗪首次用药所致的体位性低血压和可乐定撤除后的高血压反应加重。

- 利血平：β 受体阻滞剂与利血平合用可致晕厥、低血压和严重窦性心动过缓。

149. 应用 β 受体阻滞剂时应观察哪些指标

- 观察疗效：高血压病患者服用 β 受体阻滞剂应注意血压水平变化；心律失常者应注意心率、心律变化；心绞痛者应注意胸痛和运动耐量变化。

- 血压和心率：服药前或调整药物前，应检查血压和心率，SBP < 100mmHg 或静息时心率 <50 次/分，应报告医生。

- 观察药物副作用：窦性心动过缓、传导阻滞；心力衰竭；支气管痉挛；活动后乏力、头晕；中枢神经系统症状。

150. 常用的 ACEI 和 ARB 有哪些及使用时应注意什么

- 常用的 ACEI 有：

1) 卡托普利片（开搏通）：6.25~50mg 每天 2~3 次口服，老年及心衰患者常可试服 6.25mg，后渐加量，常用剂量小于 150mg/d。

2) 苯那普利片（洛汀新）：5~10mg 每天 1 次口服。

3) 福辛普利片（蒙诺）：10mg 每天 1 次口服。

4) 依那普利片（依素）：5~10mg 每天 2 次口服。

- 常用的 ARB 有：

1) 厄贝沙坦片（安搏维）：150mg 每天 1 次口服。

2) 缬沙坦胶囊（代文）：80~160mg 每天 1 次。

3) 氯沙坦片（科素亚）：50~100mg 每天 1 次。

4) 复方制剂（ARB + 小剂量利尿剂）：安搏诺、复代文和海捷亚等。

- 使用 ACEI 及 ARB 药物时需注意：

1) 注意观察血压的变化，防止体位性低血压的发生（特别是血容量不足的心衰患者）。

2) 观察有无出现皮疹、干咳、恶心、呕吐、腹痛、腹泻；头晕、疲乏；蛋白尿；胸痛、心动过速等。

3) 血管神经性水肿为最严重不良反应，发现后应立即停药，并采取相应措施。

4) 均禁用于妊娠和哺乳期妇女、儿童、双侧肾动脉狭窄、低血压或循环状况不稳定者，严重肾衰、过敏体质者。

151. 如何防治 ACEI 和 ARB 的常见副作用

- 含 SH 基卡托普利的青霉胺样反应：皮疹、嗜酸性粒细胞增高、味觉异常或丧失。

- 直立性低血压：特别是血容量不足的心衰患者，发生率约 20%。使用药物前应纠正低血容量，并减少起始剂量。

- 咳嗽：约 10% 的患者出现干咳，可能与缓激肽的积聚有关。若干咳剧烈，应停药。雷米普利、福辛普利和受体拮抗剂的发生率较低。

- 高血钾：应慎与保钾利尿剂合用，定期复查血钾。肾功能差的患者在使用时应该特别注意高血钾的发生。

- 血管神经性水肿：一旦出现，立即停用。

- 使用 ACEI 和 ARB 类药物时应从小剂量开始使用，根据临床需要逐步上调剂量。

152. 哪些药物与 ACEI 和 ARB 有相互作用

- 胰岛素或磺脲类降糖药：卡托普利、依那普利等对于采用胰岛素或磺脲类降糖药治疗的糖尿病患者可引起降血糖作用增加。
- 利尿剂：与利尿剂合用，可致水钠缺少、血容量低下，应用转换酶抑制剂可致突发性体位性低血压和急性肾功能不全。
- 保钾利尿剂、肝素：单独使用或与保钾利尿剂、肝素合用，可致高血钾，特别是肾功能不全时。
- 钾盐、锂剂：加用过多钾盐可致高血钾。与锂剂合用，降低锂的肾脏排泄，致锂中毒。
- 噻嗪类利尿剂、β 受体阻滞剂、钙拮抗剂：合用，增强降压作用。
- 转换酶抑制剂与醛固酮受体拮抗剂：合用，可减少或消除长期使用 ACEI 所致的"醛固酮逃逸现象"。
- 消炎镇痛药：ACEI 和 ARB 与消炎镇痛药合用可减弱降压效果，可致急性肾衰。
- 酒精、避孕药：ACEI 可加强酒精效应。口服避孕药可减弱 ACEI 的降压作用。

153. 应用 ACEI 和 ARB 时应观察哪些指标

- 观察药物疗效：口服 ACEI 一次剂量 60 ~ 90 分钟后产生最大降压作用，受体拮抗剂的起效较慢。单独用药或与其他药物合用，使血压达理想目标：< 135/85mmHg。
- 观察药物的相互作用：包括酒精、口服避孕药、保钾利尿剂、降糖药物等。
- 观察药物副作用：①1% ~ 2% 的患者出现蛋白尿，大部分在 6 个月内减少或消失；②咳嗽若能耐受，可继续使用，干咳剧烈而不能忍受时，应停药或换药；③中性粒细胞减少或粒细胞缺乏症，多在开始治疗的 3～12 周出现，约 2 周后可恢复正常；④部分患者可并发全身或口腔感染、自身免疫性疾病（红斑狼疮等）；⑤斑丘疹等瘙痒性皮疹或无皮疹性瘙痒，一般反应较轻，可继续用药；⑥部分患者出现嗜酸性核细胞增多；⑦皮疹反应可用抗组胺药短期治疗；⑧四肢、面部、黏膜、声门或喉头部血管性水肿、面部苍白或潮红、味觉减退或异常等反应，应立即报告医生并停药；⑨胃黏膜刺激、恶心、呕吐、腹痛、腹泻、厌食，便秘、口腔溃疡、胃溃疡、失眠、口干、发声困难、感觉异常等不良反应较为少见；⑩20% 患者服药后可能发生血压暂时性降低，患者感头晕、乏力，之后血压可逐步恢复正常；⑪大量利尿剂引起血容量减少而致低血压时，则应停药；⑫可出现心动过速、胸痛、心悸等症状，心绞痛、心梗、雷诺现象、转氨酶升高、黄疸等不良反应少见。

154. 常用的钙通道阻滞剂有哪些及使用时应注意什么

- 钙通道阻滞剂包括二氢吡啶类（硝苯地平、氨氯地平）和非二氢吡啶类（地尔硫䓬和维拉帕米），使用时应注意：

  1) 有无头痛、潮红、口干、出汗增加。

  2) 有无疲劳、全身不适、体重增加、水肿。

  3) 心率、血压变化：二氢吡啶类可致心动过速，非二氢吡啶类可引起心动过缓、传导阻滞。

  4) 有无牙龈增生、恶心、腹痛、便秘。

  5) 另外，还需注意有无感觉改变、肌张力增高、乳腺增生等。

155. 如何防治钙通道阻滞剂的常见副作用

- 二氢吡啶类：头痛、面部潮红、心悸、踝部水肿、眩晕、恶心、呕吐、乏力、精神不振、皮疹、瘙痒、肌肉痉挛、心动过速等。主张使用长效制剂，与利尿剂合用可防止水钠潴留。

- 地尔硫䓬类：不良反应发生率低，可出现头晕、头痛、面潮红及胃肠道不适等。

- 苯烷胺类：便秘和传导阻滞等，禁用于晚期心衰、病窦综合征、二度和三度房室传导阻滞等，长期使用还可致牙龈增生。

156. 哪些药物与钙通道阻滞剂有相互作用

- 普萘洛尔：可增加硝苯地平的生物利用度，西米替丁可抑制其肝脏代谢，地尔硫䓬可增加其血浆浓度。
- 地高辛：维拉帕米可增加地高辛的血药浓度，可减少奎尼丁和环孢霉素的清除，药酶诱导剂可降低维拉帕米的生物利用度，苯巴比妥可加速维拉帕米代谢。
- β受体阻滞剂：维拉帕米、地尔硫䓬与β受体阻滞剂合用，可加强负性肌力和负性传导作用，可诱发或加重心衰和传导阻滞。
- 利尿剂：钙通道阻滞剂与利尿剂合用，可减轻水钠潴留；与其他降压药合用可加强降压作用，易致低血压。
- 胺碘酮：地尔硫䓬与胺碘酮合用，可产生心动过缓和传导阻滞。
- 卡马西平和环孢菌素：地尔硫䓬可增加卡马西平和环孢菌素的血药浓度。
- 三环类抗抑郁药：可增加钙拮抗剂的降压作用，易引起直立性低血压。
- 激素：可降低钙拮抗剂的降压作用。

157. 应用钙通道阻滞剂时应观察哪些指标

- 观察药物疗效：钙拮抗剂是最强的降压药物，使用后血压可在半小时至数小时内下降，注意观察血压下降情况，防止血压过度快速降低，特别是老年人；观察心律失常的控制情况，是一个较长期的随访过程，注意心律、心率的变化；长期观察肥厚型心肌病、心绞痛、心梗后患者的运动耐量和生活质量改善程度。
- 观察药物的副作用：钙拮抗剂的副作用相对较少，主要为头晕、头痛、心悸、传导阻滞、便秘、水肿等。与利尿剂合用可缓解水肿；与β受体阻滞剂合用可改善因反射性心动过速所致的心悸；使用长效制剂可减少头晕、头痛的发生率。患者若不能耐受，则应停药或换药。

- 观察药物的相互作用：特别是与 β 受体阻滞剂、地高辛合用时。观察心衰的相关症状和体征，如气促、水肿等；若心率 <50 次/分，应报告医生；若需增加药物，包括非处方药，应与医生商量后决定；若与其他降压药合用，特别是 3 种药物联用时，应测坐位、立位和平卧位血压和心率；密切注意地高辛中毒征象。

158. 心血管病患者应如何正确使用抗凝药物

- 对于心血管病患者，在抗凝治疗前，应根据栓塞和卒中发生的危险程度对患者进行分类。这些危险因素包括：年龄、既往卒中史、高血压、糖尿病、心衰等。对于老年或伴有危险因素者，尽早进行抗凝治疗具有特殊意义。

- 普通肝素及低分子量肝素：肝素口服无效，静脉注射后在血浆中均匀分布，迅速发挥最大的抗凝效果，作用可维持 3 ~ 4 个小时。与普通肝素相比，低分子肝素具有生物利用度高、抗栓作用强、出血不良反应少等优点。使用低分子肝素常不要求查凝血指标，使用肝素应定期查活化部分凝血活酶时间（APTT）和凝血酶原时间（PT）。

- 华法林：口服华法林抗凝时目标国际标准化比值（INR）为 2.0 ~ 3.0。研究发现：INR <2.0，卒中发生率明显增加；INR <1.5，则华法林几乎无效；INR >3.0，出血事件增加；INR >5.0 出血事件急剧增加。同时，华法林的疗效和不良反应易受多种遗传和环境因素的影响。药物、饮食以及疾病状态都会干扰华法林的药效。因此应用法华林时须密切监测 INR 值及机体有无出血并发症。

- 直接凝血酶抑制药：水蛭素及其类似物。优点有：①专一性强；②半衰期短；③可安全用于肾损害患者。

- 下列情况慎用或禁用抗凝药物：①有出血倾向者；②有活动性溃疡者；③有近期脑出血病史者；④血压 >180/110mmHg 而降压效果不佳者；⑤严重肝肾疾病者；⑥晚期癌症患者等。

- 大量的临床试验已经证实了阿司匹林在心血管病治疗中具有无可争议的地位。阿司匹林对血小板聚集有抑制作用，阻止血栓形成，临床可用于预防暂时性脑缺血发作、心肌梗死、房颤、人工心脏瓣膜、动静脉瘘或其他手术后的血栓形成。阿司匹林也可用于治疗不稳定型心绞痛，是冠心病患者二级预防的基础用药。

- 心绞痛患者每日一次服用阿司匹林 75 ~ 150mg，可使急性心肌梗死和猝死的发生率明显降低。急性心肌梗死无论是疑诊或是确诊，应立即予阿司匹林 300mg 嚼服。最好使用非肠溶片剂，以便快速吸收，尽快发挥抗拴作用，可起到挽救和减少心肌细胞坏死的作用，并可降低死亡率 50%，然后每日服用 75 ~ 150mg，长期维持。

- 急性心肌梗死后二级预防：急性心梗后长期坚持每日早餐后一次服用阿司匹林 75 ~ 150mg，可使猝死和再次心梗发生率降低 25%。因此建议，凡心肌梗死后无禁忌证者，均应长期坚持每日一次服用阿司匹林。

- 对于心脑血管病高危因素的人群进行一级预防：有高血压、糖尿病、高脂血症、C-反应蛋白明显升高及无症状心肌缺血者，都能从长期服用阿司匹林中获益。由于老年患者更容易发生心脑血管血栓性疾病，故老年高危患者应及早规范的使用阿司匹林。暂时性脑缺血发作的一级预防和缺血性脑卒中后的二级预防：长期每日服用阿司匹林 75 ~ 150mg，与对照组比，可使缺血性脑卒中发生率及再发率减少 25%。

- 透析患者、动静脉瘘、外周动脉闭塞性疾病、间歇性跛行、深静脉血栓、房颤及人工心脏瓣膜或其他手术后，服用阿司匹林等抗血小板药物可以预防血栓形成。

160. 服用阿司匹林的注意事项有哪些

- 美国心脏协会、美国卒中协会及欧洲心脏协会等指南均推荐：如无

治疗篇

禁忌证，小剂量阿司匹林应终生应用。使用阿司匹林治疗时间越长，生存获益越大。

- 服用阿司匹林需要注意事项有：

  1）阿司匹林服后有不良反应，表现为恶心、呕吐、腹痛，大剂量和长期服用可引起胃炎、隐性出血，加重溃疡和消化道出血等。若在餐后与适量碳酸钙同服，可减少不良反应的发生，但不宜与碳酸氢钠同服。

  2）由于阿司匹林可抑制血小板凝聚，延长出血时间，故正在使用肝素及香豆素类抗凝剂者、有严重肝病或出血性病变者不可使用，有哮喘病史者禁用。

  3）长期大量应用可出现头痛、眩晕、耳鸣、视听力减退、嗜睡、出汗等反应，此为慢性水杨酸盐中毒的表现，严重者有精神错乱和酸碱失衡，此时应立即停药。

  4）患有胃、十二指肠溃疡者慎用；肝、肾功能不良者慎用；妊娠及哺乳期妇女禁用。

  5）乙醇可加剧阿司匹林对胃黏膜的损害作用，服用期间宜戒酒。

- 此外，在服药的细节上，需注意：

  1）每次用量不可超过规定剂量。

  2）按时服药。

  3）不可将阿司匹林片或缓释阿司匹林片直接放在牙齿或牙龈上。

  4）糖尿病患者不宜大剂量服用。

  5）牙科、口腔科手术后 7 天内，如需服用阿司匹林，只能整片吞服，不可咬碎服。

  6）服用泡腾阿司匹林片时，应将其先溶于 2/3 杯水中，然后再饮尽。

  7）如果服用后，未见疗效甚至病情恶化，或用药后引起发热持续 3 天以上，则应及时请医生诊断治疗。

  8）药物失效，不可再用。

161. 如何安全服用阿司匹林

- 阿司匹林在不同的患者中用量和疗程并不相同。其长期服药用于预防和治疗心血管病时，一般倾向于每天口服75～150mg；对于急性脑梗死患者，发病后应立即给予阿司匹林，初始剂量为300mg，维持用量为75～100mg。

- 阿司匹林由于剂量不同，作用也不同，多数专家主张长期服用的患者每天最小剂量不小于75mg，但不能超过325mg，如果症状未得到缓解，应向医生咨询，不要擅自加大药量。

- 由于阿司匹林可引起上腹部不适和恶心，应尽量饭后服用或用肠溶片，服药期间应绝对禁酒。溃疡病患者慎用本品；哮喘、过敏患者尽量不用；对于年老、体弱或发热体温在40℃以上者，宜用小剂量，并多饮水。肝、肾功能不良的患者、孕妇及哺乳期妇女均应慎用或禁用阿司匹林；儿童用药宜用小儿专用的片剂，12岁以下儿童尽量不用。一般认为阿司匹林不要与糖皮质激素、口服抗凝血药、降血糖药、巴比妥类及碱性药物等联合应用。

162. 哪些药物禁忌或不宜与阿司匹林同服

迄今为止，以下药物不宜与阿司匹林同服：

- 降血糖药：阿司匹林可提升胰岛素与口服降糖药的降血糖力度，故降糖灵、优降糖等不宜与阿司匹林合用。否则，不仅会增强降血糖作用，还能减慢降血糖药物的代谢与排泄，严重者可导致低血糖昏迷。

- 催眠药：苯巴比妥等可促使肝细胞内酶活性增强，加速阿司匹林代谢，从而降低疗效。

- 降血脂药：考来烯胺与阿司匹林合用会形成复合物，妨碍吸收而削减疗效。

- 利尿药：阿司匹林可对抗螺内酯的利尿作用，使其疗效降低；呋塞米与阿司匹林合用时，在排泄过程中发生竞争现象，使药物蓄积体内，加重毒性反应。

- 抗凝血药：华法林、双香豆素与阿司匹林合用会抑制血小板功能，增加出血危险。

- 抗结核药：对氨基水杨酸钠代谢时会受阿司匹林干扰，影响抗结核效果，增加毒性反应。

- 抗炎镇痛药：保泰松、布洛芬与阿司匹林合用时可引起消化道出血。
- 抗痛风药：丙磺舒、保泰松、磺吡酮均为促进尿酸排泄的药物，阿司匹林的作用恰恰相反，抑制尿酸排泄，促使尿酸升高，导致痛风发作。
- 维生素：阿司匹林能减少维生素 C 在肠道内吸收，并促进其排泄。维生素 B_1 可促进阿司匹林分解，加重对胃、十二指肠黏膜的刺激；阿司匹林反过来又可减少维生素 B_1 的吸收，使其疗效大打折扣。故在服用阿司匹林期间，因病情需要加服维生素 B_1 时，两者应分开，需间隔 1 个小时以上。
- 糖皮质激素：泼尼松、地塞米松等与阿司匹林合用，可诱发消化道溃疡。
- 氨基苷类抗生素：庆大霉素等耳毒性药物，与阿司匹林合用可增强耳毒性，损伤听力。

163. 什么是阿司匹林抵抗

- 阿司匹林抵抗（aspirin resistance，AR）是指阿司匹林不能预防血栓形成事件的发生，或不能有效抑制血小板聚集和血栓素形成的一种现象。即高血压、冠心病患者在规律服用治疗剂量的阿司匹林仍不能防止患者发生心血管事件。
- 阿司匹林抵抗可能在开始服用阿司匹林时即出现，也可能在服用一段时间后才出现。有试验表明固定剂量的阿司匹林随着时间的推移在有些个体可以出现阿司匹林抵抗现象。虽然不同个体所需抑制血小板的阿司匹林的剂量不同，但即使达到1300mg/ml，仍有阿司匹林抵抗存在。

164. 如何预防阿司匹林抵抗发生

- 目前，用来评价阿司匹林及其他抗血小板药物的实验技术虽然较多，但尚未形成规范，达成共识的检测方法和技术更少。据统计，5% ~

专家教你正确防治心血管病

94

60% 的患者会产生阿司匹林抵抗，从而导致重大血管事件发生的危险性相应增高。

- 预防阿司匹林抵抗发生：①根据血小板检测结构，选择合适的剂量；②使用新型噻吩吡啶类药物，如普拉格雷，替格瑞洛；③加用第三种抗血小板药物，如西洛他唑，或联合 GP Ⅱ b/Ⅲ a 受体拮抗剂；④尽量避免使用经 CYP3A4 代谢的药物或其他 CYP3A4 的抑制剂类药物；⑤控制体重，降低血脂及血糖水平；⑥戒烟等。

165. 急性冠脉综合征患者应如何进行抗血小板治疗

- 应当迅速开始抗血小板治疗。尽快给予阿司匹林，并持续用药。
- 对阿司匹林过敏或肠胃道疾患不能耐受阿司匹林的住院患者，应当使用氯吡格雷。
- 对于早期非介入治疗的住院患者，应当在阿司匹林的基础上尽快加用氯吡格雷，至少 1 个月，并持续 12 个月。
- 计划行 PCI 治疗的患者，应在阿司匹林基础上及早给予氯吡格雷，至少 1 个月，并持续 12 个月。
- 正在服用氯吡格雷的患者，若准备作 CABG（冠脉搭桥）手术，在手术前尽可能停用氯吡格雷 5 天，最好 7 天。
- 除了使用阿司匹林和（或）氯吡格雷进行抗血小板治疗外，还应当同时使用静脉普通肝素或皮下 LMWH 抗凝。
- 准备行导管术和 PCI 的患者，除使用阿司匹林和普通肝素外，还应给予 GP Ⅱ b/Ⅲ a 受体拮抗剂；也可以在 PCI 之前使用 GP Ⅱ b/Ⅲ a 受体拮抗剂。

166. 阿司匹林是否可以作为心血管事件发生时的"急救"药

- 近年来发现，在心脑血管病猝发时服用阿司匹林，可减少脑梗死和急性心肌梗死的死亡率。比如，在心梗发生后早期服用 150mg 以上剂量的阿司匹林，可减少死亡率 23%；而在脑梗死发生后 48 小时内，口服 150～325mg 阿司匹林，不仅可以降低死亡率，还可以减少致残率。不过，这种"起死回生"作用，用药越早越好，在家中或救护车上就随手服用，服肠溶片时还应嚼碎服下才能尽快起到作用。

167. 患心梗后需要一直服用阿司匹林吗

● 心肌梗死是由于冠状动脉粥样硬化、斑块破裂、血栓形成、心肌缺血缺氧坏死。且心肌梗死后，血小板活性增强。阿司匹林抑制环氧化酶，从而阻止前列腺素、血栓烷素 A2 合成，抑制血小板聚集及血小板因子释放，降低血液黏稠度、稀释血液、防止血栓形成，可使冠心病患者再发心脏事件发生率降低 25%。除非有禁忌证（胃出血、胃溃疡），阿司匹林应在所有冠心病患者中应用，每日 100mg，并且应该终生服用。

168. 心梗患者出院后停用阿司匹林有何风险

● 德国的一项多中心临床研究在入选的 4902 例患者中，509 例（10%）出院后不服用阿司匹林，对该部分患者进行了平均 17 个月的随访。未服用阿司匹林患者的 1 年病死率是服用阿司匹林者的 2 倍（16.5% vs 8.3%，$P < 0.001$）。多因素分析结果显示，出院后停用阿司匹林的患者长期病死率更高（OR = 1.62）。

● 急性心肌梗死（AMI）患者在出院后停用阿司匹林，可导致心血管事件发生率和病死率升高。国外有研究指出，在 AMI 后的二级预防中使用阿司匹林可显著降低死亡率，心梗后停用阿司匹林再发心绞痛、心梗、心脏性猝死等心血管事件发生率和病死率较服用者显著增加。故如无禁忌证，心梗患者宜长期甚至终生服用阿司匹林。

169. 长期服用抗血小板药物患者外科手术要停药吗

● 目前由于心脑血管疾病的增多，越来越多的患者应用抗血小板药物作为一级、二级预防，尤其是接受心脏手术后的患者更需要长期接受抗血小板药物治疗。但是，当这些患者需要手术治疗时，术前充分地评估患者心脑血管血栓事件的风险和术后抗血小板药物引起的出血风险至关重要。

- 抗血小板药物主要用于心脑血管疾病的一、二级预防，在围术期对于心脑血管事件发生风险不同的患者，抗血小板药物的治疗原则不同。

- 对于存在心脑血管事件高风险的患者（心肌梗死、经皮冠脉介入治疗、裸支架植入、冠状动脉搭桥术后小于 6 周；药物支架植入术小于 12 周；脑卒中发生小于 2 周）及卒中风险患者（心肌梗死、经皮冠脉介入及裸支架植入术、冠状动脉搭桥术或卒中后 6 ~ 24 周；药物支架植入后至少 12 个月；糖尿病；低射血分数；支架存在高风险（远端、长段、数量多、重叠、小血管、有分支））。围术期继续使用抗血小板药物可以显著降低心肌梗死及其他心血管事件风险，所以，存在心脑血管事件高风险的患者和卒中风险患者在围术期继续使用抗血小板药物可以获益。

- 对于心脑血管低风险患者（心肌梗死，经皮冠脉介入，裸支架植入，冠状动脉搭桥术，脑卒中大于 6 个月；药物支架植入大于 12 个月），在围术期继续抗血小板治疗并未受益，可以停用抗血小板药物。

- 在围术期抗血小板药物的临床治疗中，保证患者的围术期安全是最重要的。这就要求要针对患者的具体情况，术前充分评估患者的心脑血管事件发生的风险，患者进行的手术方式相关的出血风险，决定围术期抗血小板药物的治疗策略。

170. 哪些高血压病患者需要服用阿司匹林

- 根据试验荟萃分析和指南，结合心血管病危险评估量表可知，如果没有禁忌证且血压控制良好，下述 3 类高血压病患者应考虑服用阿司匹林：

1）50 岁以上单纯高血压病患者，血压控制良好，无禁忌证。

2）50 岁以下合并任一危险因素的高血压病患者，血压控制良好，无禁忌证。

3）有血栓性疾病（冠心病、脑梗死、外周动脉疾病）的高血压病患者，无禁忌证，血压控制良好。

治疗篇

171. 高血压病患者需要长期服用阿司匹林吗

- 高血压病患者服用阿司匹林预防心脑血管事件是一个终生过程，因此只要无禁忌证，阿司匹林应该终生服用。美国心脏协会指南推荐阿司匹林无限期使用；欧洲指南推荐阿司匹林终生使用。

- 心脑血管事件高发时段为6～12点，肠溶阿司匹林服用后需3～4小时才能达到血药浓度高峰。如果每天上午服用阿司匹林，则不能起到最佳的保护作用。18～24点是人体新生成血小板的主要时间段，因此部分学者提出睡前服用阿司匹林疗效最佳。此外研究显示，对于轻度高血压病患者，睡前服用阿司匹林具有轻度降压作用。

172. 高血压病患者服用阿司匹林是否会增加脑出血风险

- 所有抗血小板药物都会增加出血危险，但合理使用阿司匹林后患者的获益远大于危险。对服用阿司匹林进行二级预防的人群而言，该药使患者获益的程度是危险的30～50倍，因为心肌梗死和卒中无论对个人还是家庭来说都是致命打击。

- 阿司匹林引起的出血主要表现在胃肠道非致命性出血，与安慰剂相比其发生率绝对值增加0.12%/年（每900人服用1年阿司匹林出现1例消化道出血）。颅内出血发生率增加的绝对值更低，仅为0.03%/年，因此迄今为止单一的试验均未能证实小剂量阿司匹林可导致颅内出血增加，2万人参加的相关国外研究以及对4万人观察10年的女性健康研究均未发现小剂量阿司匹林可以导致颅内出血增加，只有更大规模的荟萃分析才可以证实其中的差别。

- 具体到高血压病患者，国外研究提示阿司匹林并不增加血压控制良好高血压病患者的颅内出血危险。考虑到阿司匹林给患者带来的益处远远超过危险，因此对于血压控制较好的高血压病患者，应考虑使用阿司匹林。

173. 为什么说高血压女性患者应慎服阿司匹林

- 女性高血压病患者，大多有不同程度的肾功能损害，而阿司匹林会影响肾血流量，女性高血压病患者服用阿司匹林可能导致并加重肾功能损害，还可能导致出血倾向的加重。

- 血压高于170/110mmHg、患有严重动脉粥样硬化的女性高血压病患者，一般不应长期服用阿司匹林，而近期发生过由高血压引起脑出血的女性患者，也不应该使用阿司匹林，以免诱发或加重脑出血。另外，女性高血压病患者合并有肝病、胃病、糖尿病、哮喘等，也不宜长期服用阿司匹林。

- 女性高血压病患者在医生指导下可以服用阿司匹林，但应注意以下事项：

  1）血压控制良好，一般维持在130/85mmHg，且无头昏、头痛等症状者，可以服用阿司匹林。但要注意的是，阿司匹林仅起减少血栓形成、防止动脉粥样硬化的作用，并非降压药，患者切不可本末倒置。

  2）服用阿司匹林前，应先检查自己的身体状况，包括血小板计数、凝血功能情况、肝肾功能状态等。如果血小板计数偏低、凝血功能不正常或肝肾功能不佳，则不宜服用阿司匹林，此时可在医生指导下改用其他药物。

  3）服用阿司匹林期间，应密切观察身体情况，一旦发现皮肤瘀斑，或口腔、鼻腔经常出血，或有烧心样感觉或大便变黑等，应想到可能是阿司匹林所致，要及时就医。另外，还要定期检查尿常规，发现蛋白尿或管型尿，应立即停用阿司匹林并及时就医。

  4）女性高血压病患者在月经期间应调整阿司匹林用量，以免加重出血倾向。因为女性月经期服用阿司匹林，可能会引起经期延长，出血量增大，甚至出血难止。

174. 服用阿司匹林患者植入永久性起搏器应注意什么

- 术后一周内患侧肢体适度运动，避免过度活动。
- 慎用阿司匹林等抗血小板药物。

- 注意有无起搏器囊袋渗血情况，注意伤口愈合情况。
- 囊袋出血也为常见并发症之一。
- 术后多采用沙袋或弹性绷带压迫。
- 出现渗血甚至血肿时，多无需特殊处理。
- 术中操作细致，止血彻底对于预防其发生则至关重要。

175. 阿司匹林的长期服用可引起哪些部位出血

- 阿司匹林可抑制血小板凝聚，长期大量服用可抑制凝血酶的合成，引起出血症，如牙龈出血、鼻腔出血、胃肠道出血、眼底出血、脑出血等，这都常发生在有凝血障碍的患者身上。该类患者应停止用药，并到医院进行血小板化验及凝血功能检查，在医生指导下调整药量。
- 国内外已经有多项研究证实，阿司匹林有助于预防可导致梗死或中风的血栓的形成，但阿司匹林的副作用之一则是引起出血症，长期服用会导致出血，出血部位则因个人情况而有所不同。

176. 胃出血后还能继续服用阿司匹林吗

- 阿司匹林的化学成分，具有很强的酸性，口服后对胃肠道黏膜的刺激很大。为了适应预防心血管病的长期使用需要，在制剂工艺上已作了改进，制成了肠溶片，使药片主要在肠道内溶解、吸收，避免对胃黏膜的刺激。尽管如此，对胃肠道还是有一定的影响，尤其是已经有消化性溃疡出血的患者，应立即停止服用阿司匹林，包括肠溶片。
- 待患者出血痊愈，病情稳定以后，可以考虑继续服用阿司匹林肠溶片，但剂量不要超过每天2片（50mg），而且要在晚饭后服用，还不要忘记定期做大便隐血试验，加以观察。如果是80岁以上的高龄老人，就不宜再服用阿司匹林了。

177. 治疗高血压应注意什么

- 高血压病患者的首要治疗目标是最大限度降低长期心血管发病和死

专家教你正确防治心血管病

亡的总危险。这需要治疗所有已明确的、可逆的危险因素，包括吸烟、血脂异常和糖尿病，在治疗高血压的同时，还要合理控制并存临床情况。

- 生活安排：合理安排工作、生活，积极参加体育锻炼。
- 高血压病患者的血压均应严格控制在 140/90mmHg 以下；糖尿病和肾病患者的血压则应降至 130/80mmHg 以下；老年人收缩压降至 150mmHg 以下，如能耐受，还可以进一步降低。
- 高血压病患者根据其危险因素评估 10 年后发生心脑"不良事件"风险，判断患者属低危、中危、高危或很高危：

1) 高危及很高危患者：无论经济条件如何，必须立即开始对高血压及并存的危险因素和临床情况进行药物治疗。
2) 中危患者：先观察患者的血压及其他危险因素数周，进一步了解情况，然后决定是否开始药物治疗。
3) 低危患者：观察患者相当一段时间，然后决定是否开始药物治疗。

178. 常用降压药物有哪些

- 血管紧张素-醛固酮系统药物，包括：血管紧张素转换酶抑制剂（普利类）、血管紧张素 II 受体阻滞剂（沙坦类）。
- 交感神经抑制剂：包括 α 受体阻滞剂、β 受体阻滞剂、α 和 β 受体阻滞剂、中枢性降压药、神经节阻滞剂和交感神经末梢抑制剂。
- 利尿剂：噻嗪类、袢利尿剂和保钾类利尿剂三类。噻嗪类使用最多，常用的有氢氯噻嗪。
- 钙拮抗剂：用于降压的钙拮抗剂有二氢吡啶类和非二氢吡啶类，前者以硝苯地平为代表，后者有维拉帕米和地尔硫䓬。近年来有较多的二氢吡啶类制剂相继用于临床，其中非洛地平、氨氯地平和拉西地平有作用时间长、对外周血管作用较明显的特点，是较为理想的降压药物。
- 除上述药物外，还有一些降压药物，包括交感神经抑制剂，如利血平、可乐定；直接血管扩张剂，如肼屈嗪；α_1 受体拮抗剂，如哌唑嗪、特拉唑嗪、多沙唑嗪。曾多年用于临床并有一定的降压疗效，但因副作用较多，目前不主张单独使用，但可用于复方制剂或联合治疗。

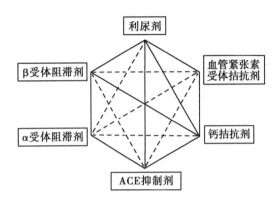

各类降压药物联用的可能方案。在钙拮抗剂中，仅二氢吡啶类药物可与β受体阻滞剂联合应用。ACE：血管紧张素转换酶

179. 老年人高血压应如何正确使用降压药

- 老年人往往有全身的动脉硬化的现象，急剧降压可降低重要脏器，尤其是心、脑、肾的供血状况。
- 老年人自主神经功能较差，若使用胍乙啶、哌唑嗪等作用较强的交感神经抑制剂，易发生体位性低血压，故此类药物不适宜于老年人。
- 老年人的肾功能多已降低，对降压药的清除能力减弱，故需注意药物的蓄积情况。
- 老年人的心肌兴奋性、收缩性、传导性已减弱，心肌耗氧量增加，常伴有心律失常，如过早搏动及窦性心动过缓。
- 当年龄大于75岁时，如无症状一般不必服降压药，年龄大于80岁时无论有无症状均不宜用降压药。

180. 哪些情况可使降压药疗效欠佳

- 药物选择及剂量不合适：药物选择及所用剂量不足，配合不当，或同时使用拟交感药、抗抑郁药、肾上腺皮质激素、非甾体抗炎药、抑制鼻黏膜充血药、避孕药等，可干扰降压作用。

- 继续存在影响高血压的诱因：没有及时去除引起高血压的诱因，如情绪激动、治疗目的不明确、信心不足、吸烟、盐摄入量过多、睡眠不佳、超重等。
- 不负责的服药习惯。
- 药价太高而影响服药。
- 药物种类过多。
- 身体对降压药物形成抗药性。
- 存在继发性高血压。
- 其他：有些患者用药后血压可能已经降低，但在医生检查时因紧张使血压暂时升高，即白大衣效应。

181. 如何正确安排服用降压药的时间

- 临床上有些高血压病患者服药不规则，对服药时间不以为然。服药时间与降压效果是有关系的，这是因为：

  1）不同时间服药对降低血压的影响不同：人的血压在一天当中不是固定不变的，而是随着生物钟的节律来变化的。有的患者表现为白天血压增高，而有的患者，则表现为夜间血压增高。因此用降压药之前，一定要参考患者血压的节律变化，调整用药时间。如夜间血压增高者，可于临睡前1小时服用降压药，而白天降压药的用量可适当减量；反之白天血压高者，可增加白天降压药的用量。这样使血压尽可能地维持在一定的范围，减少血压在24小时内的波动幅度。

  2）阻止晨间高血压及心血管事件的发生：心肌梗死、猝死、蛛网膜下隙出血、颅内出血和脑梗死等在晨间6~12时发生率最高。其主要原因是与刚睡醒时心率、血压、心肌收缩性、血小板聚集增加和纤溶活性降低、交感神经及肾上腺皮质功能的昼夜节律周期性差异有关。不少高血压病患者的晨间血压是24小时中的最高值。为有利于患者按血压波动规律服药，目前提倡晨6点服药，这样既能治疗第一个血压高峰（晨6~12时），又能保护心脏。

早起服药有如下好处：由于很大一部分患者或轻或重的合并有冠心病，早晨就面临日常生活、赶车、上班劳累等状况，如果在晨6时服药，不仅可降低血压，而且有利于预防心脏病的发作。

182. 如何合理联合使用降压药

- 降压药物有一个"10/5"原则。每一药物只能降低 10mmHg 收缩压和 5mmHg 舒张压，如要降低 20mmHg 收缩压和 10mmHg 舒张压，必须联用二种降压药，如要降低 30mmHg 收缩压和 15mmHg 舒张压，必须同时使用三种降压药。

- 药物合用时可能会使原有的疗效增强，也可能会使其疗效降低，还可能增加副作用。降压药物也是如此。降压药合用时能增强疗效的称为协同作用，反之称为拮抗作用。

- 可产生协同作用的降压药物：①利尿剂与 β 受体阻滞剂；②利尿剂与 α 受体阻滞剂；③利尿剂与钙拮抗剂；④利尿剂与血管紧张素转换酶抑制剂；⑤钙拮抗剂与 β 受体阻滞剂。

- 可产生拮抗作用的降压药物：①β 受体阻滞剂与可乐定：二者合用可降低疗效，同时还可加重心动过缓和心脏传导阻滞；②β 受体阻滞剂与利血平或胍乙啶：合用易引起体位性低血压；③同时应用同一类降压药：这样可以增加其副作用，如可乐定和甲基多巴同属中枢性交感神经系统抑制剂，二者合用不增加降压疗效，反而使中枢的抑制作用增强，产生嗜睡感，还可加重心动过缓。

183. 如何正确换用降压药物

- 在高血压治疗过程中，需要改变原来所用降压药的情况见于：①正在服用的药物出现了比较严重的副作用，或疗效不佳，或由于季节转变血压降得过低，必须停用该药，换用其他药；②较好的降压药问世后，想要替代原先服用的药物。

- 在下列几种情况下，更换降压药需在医生指导下进行：

1）高血压病合并冠心病、心绞痛的患者正在使用 β 受体阻滞剂治疗时，不可突然停用 β 受体阻滞剂，可能使心绞痛症状"反跳"，严重者可导致心肌梗死。

2）严重高血压病患者已在使用强效降压药控制血压，需要转换到比较温和或起效缓慢的降压药时，如突然停用前者改用后者，降压效果衔接不上，可使病情加重，甚至出现意外。

3）正在使用利尿剂控制血压的高血压病患者当改成转换酶抑制剂治疗时，如停用前者立即改用后者，有可能发生严重低血压反应。因为使用利尿剂过程中，一方面患者血容量相对不足，另一方面患者体内的肾素-血管紧张素可能因被激活而处于较高水平。此时，突然使用转换酶抑制剂，阻断了血管紧张素的作用，将使患者血压过度下降。

● 更换降压药需要遵循下列原则：

1）是否需要更换药物应由医生决定，并在医生指导下进行，不要自作主张自行更换。

2）更换药物时，既要考虑降压效果的衔接，又要考虑防止心血管意外发生。

3）掌握三种药物的特殊更换方式：①β 受体阻滞剂（高血压合并心绞痛患者）换成其他降压药时，使用 β 受体阻滞剂半量，再加上半量换用药物 7 ~ 10 天，如无不良反应则停用 β 受体阻滞剂，使用全量换用药物。②利尿剂换成转换酶抑制剂时，先停用利尿剂 3 天，再使用换用药物。③强效降压药换成其他药物时，前者减半量使用，加上换用药物观察 7 ~ 10 天后，如无不良反应则停用原来药物，并观察血压反应调整改用药物。

184. 哪些情况下高血压病患者可根据病情减用或停用降压药

● 轻度高血压病患者：一般来说，轻度高血压病患者待血压稳定半年后，可逐渐停用降压药物，但需注意不可骤停，并且要继续坚持非药物治疗，定期观察血压变化。

● 年龄在 80 岁以上的人：年龄在 80 岁以上的高龄人群中，有不少长寿的高血压病患者。收缩压不超过 22.7kPa（170mmHg），舒张压不超过 12.0kPa（90mmHg）的人不必服用降压药。如服药要经过严格选择。

- 经医生诊断为血压稳定的人：根据医生的诊断，在血压状态良好、身体状况正常时，可以开始减少用药。与寒冷的季节相比，气候适宜时停药更为妥当。中、重度高血压病患者需要持续服药，舒张压维持在 12.0kPa（90mmHg）左右达到半年的，可停用一种药物，或减少另一种药的剂量。如果停用一种药物后血压保持在较低水平，方可再停用另一种药。停药或减药的患者应定期复查血压，并坚持非药物治疗。如发现血压升高，应重新开始治疗。

❖ 注意观察停药后的反应：有些降压药如钙拮抗剂、利尿剂及血管紧张素转换酶抑制剂等停用后并不引起明显的不良反应。而有些降压药如 β 受体阻滞剂及中枢神经系统交感神经抑制剂，如可乐定、甲基多巴等，如果突然停用则会发生停药综合征，即出现血压迅速升高和交感神经活性增高的表现，如心悸、烦躁、多汗、头痛、心动过速、心肌耗氧量增加和心律失常等。老年人或原有冠心病者，可诱发或加重不稳定型心绞痛，甚至发生急性心肌梗死等，所以停药一定要在医生的指导下进行。在减药及停药过程中要严密观察血压动态变化，并进行家庭血压测量，如血压回升需重新加药或维持治疗方案。要避免突然减药或停药，否则可能会出现停药综合征，表现为血压迅速升高和交感神经活性增强，诱发心脑血管并发症。

185. 哪些高血压病患者需要手术治疗

- 原发性高血压只能用药物治疗，而继发性高血压中，有部分病例可以经过手术治疗而获痊愈。

- 原发性醛固酮增多症（原醛症）：90% 左右由肾上腺腺瘤引起，5%～9% 为双侧肾上腺增生，极少数为产生醛固酮的肾上腺癌肿。原醛时醛固酮分泌过多，引起水钠潴留，血容量增多使血压升高，多为中度血压升高，伴低钾血症肌无力或麻痹多见，常呈周期性发作。本病除少数肾上腺皮质增生手术效果不满意，肾上腺皮质腺瘤患者，摘除腺瘤后，高血压是可以治愈的。

- 嗜铬细胞瘤：由肾上腺髓质或交感神经节的嗜铬细胞发生肿瘤所致。这种腺瘤产生肾上腺素和去甲肾上腺素，可引起高血压和代谢障碍，如血糖升高，基础代谢率上升、部分患者症状酷似甲状腺功能亢进症。这种继发性高血压的特点多为阵发性发作，或在持续升高的基础上又有阵发性加重、高血压发作时，患者常见头痛、多汗、心悸、神经质、肢体颤动、皮肤苍白、恶心、呕吐、胸痛、腹痛等症状。本病 90% 系良性肿瘤，只要经手术切除肿瘤，高血压可以治愈。

- 肾血管性高血压：单纯一侧肾动脉狭窄，手术切除病侧肾脏，血压即可改善。当合并腹主动脉病变以及双侧肾动脉受累时，则手术治疗亦较困难，需根据病变的位置及程度考虑治疗方案。

- 大动脉狭窄或主动脉缩窄等也可以手术治疗。顽固性高血压病患者也有希望通过介入方法以降低血压水平、减少用药剂量和种类。

186. 治疗心绞痛的药物有哪些

- 心绞痛的主要病理生理机制是心肌需氧与供氧的平衡失调，致心肌暂时性缺血缺氧，代谢产物聚积心肌组织，刺激心肌自主神经传入纤维末梢引起疼痛。因此，改善心肌缺血区供血、降低心肌耗氧量是治疗心绞痛的主要措施。

- 治疗心绞痛的药物包括：硝酸酯类、β 受体阻滞剂、钙通道阻滞剂、血管紧张素转换酶抑制剂、抗血小板药等。

- 硝酸酯类药物：具有起效快、疗效肯定、使用方便、经济等优点，是防治心绞痛最常用的药物。包括硝酸甘油、硝酸异山梨酯（消心痛）。该类药物可以：①降低心肌耗氧量：小剂量硝酸甘油可明显扩张静脉血管，减少回心血量，室内压减小，心室壁张力降低，射血时间缩短，心肌耗氧量减少。稍大剂量也可显著舒张动脉血管，降低了心脏的射血阻力，从而降低了左室内压和心室壁张力，降低心肌耗氧；②扩张冠状动脉增加缺血区血液灌注；③降低左室充盈压，增加心内膜供血，改善左室顺应性；④保护缺血的心肌细胞减轻缺血损伤。

- β 受体阻滞剂：可使心绞痛患者心绞痛发作次数减少、改善缺血性心电图、增加患者运动耐量、减少心肌耗氧量、改善缺血区代谢，缩小心肌梗死范围。

- 钙通道阻滞剂：是治疗变异型心绞痛的首选药。可以：①降低心肌耗氧量；②舒张冠状血管，改善心肌缺血区供血；③保护缺血心肌细胞；④抑制血小板聚集。
- 血管紧张素转换酶抑制剂（ACEI）：包括卡托普利、贝那普利等，对运动时的心绞痛患者有抗心肌缺血作用。
- 抗血小板药：包括阿司匹林、氯吡格雷、替格瑞洛等。冠状动脉粥样硬化斑块变化、血小板聚集和血栓形成是诱发不稳定型心绞痛的重要因素，临床应用抗血小板药、抗血栓药，也有助于心绞痛的防治。
- 其他：如万爽力、双嘧达莫、复方丹参滴丸等。

187. 治疗心肌梗死的药物有哪些

- 治疗急性心肌梗死的药物主要是开通梗死相关血管、恢复缺血心肌的供血、解除疼痛等。包括吗啡或哌替啶、硝酸酯类药物、β受体阻滞剂、抗血小板药物、抗凝药物、血管紧张素转换酶抑制剂（ACEI）或血管紧张素受体拮抗剂（ARB）、降脂药物等。
- 吗啡或哌替啶：减轻患者交感神经过度兴奋和濒死感。
- 硝酸酯类药物：包括硝酸甘油、硝酸异山梨酯（消心痛）。通过扩张冠状动脉，增加冠状动脉血流量以及增加静脉容量，降低心室前负荷。大多数急性心肌梗死患者具有应用硝酸酯类药物指征，而在下壁心肌梗死、可疑右室心肌梗死或明显低血压的患者（收缩压低于90mmHg），不适合使用。
- β受体阻滞剂：减少心肌耗氧量和改善缺血区的氧供需失衡，缩小心肌梗死面积，减少复发性心肌梗死、再梗死、室颤及其他恶性心律失常，对降低急性期病死率有肯定的疗效。
- 抗血小板药物：阿司匹林，减少血小板聚集和血栓形成。
- 抗凝药物：肝素、低分子肝素、达比加群、利伐沙班等。
- 溶栓药物：尿激酶、链激酶、rt-PA 等。

- 血管紧张素转换酶抑制剂（ACEI）或血管紧张素受体拮抗剂（ARB）：ACEI 有助于改善恢复期心肌的重构，减少急性心肌梗死的病死率和充血性心力衰竭的发生。如患者不能耐受 ACEI，可考虑给予 ARB，不推荐常规联合应用 ACEI 和 ARB。
- 调脂药物：他汀类药物，如洛伐他汀、辛伐他汀、普伐他汀、氟伐他汀、阿托伐他汀。
- 抗心律失常药物：心肌梗死患者如果发生心律失常必须及时消除，以免演变成严重心律失常甚至猝死。

188. 硝酸酯类药物有哪些

硝酸酯类药物的主要作用机制是：扩张静脉和适当扩张中等动脉，使心脏的前负荷和后负荷减轻；扩张冠状动脉（包括狭窄处血管），同时扩张侧支血管，增加缺血区心肌的血流供应。因此，硝酸酯类药物可减轻心脏的做功和心肌耗氧量，改善心肌供血，缓解心绞痛和心力衰竭症状。

- 硝酸酯类药物有：
  1) 硝酸甘油：是治疗心绞痛急性发作最常用的药物。通常以舌下含服或舌下喷雾给药，起效快。硝酸甘油也可用于预防心绞痛的发作，活动前 2~5 分钟通过舌下含服可防止症状的发生。
  2) 硝酸异山梨酯（消心痛）。
  3) 单硝酸异山梨酯。

189. 硝酸甘油治疗冠心病应注意什么

- 应使用能有效缓解急性心绞痛的最小剂量，过量可能导致耐受现象。片剂用于舌下含服，不可吞服。
- 应慎用于血容量不足或收缩压低的冠心病患者
- 若急性心肌梗死合并低血压，且低血压与心律失常有关，应避免使用硝酸甘油。
- 若急性心肌梗死合并有肺部疾病时，应慎用硝酸甘油，因该药可能会加重低氧血症。

- 下壁或右心室心肌梗死患者应慎用硝酸甘油，如果出现心动过缓或低血压应禁用。
- 若需将硝酸甘油剂量增至 150μg/min 以上时，应考虑改用或加用其他扩血管药物，因为大剂量硝酸甘油可使低血压的发生率明显增加。
- 持续长时间使用可发生对血管作用和抗心绞痛作用的耐受性。
- 如果出现视物模糊或口干，应停药。剂量过大可引起剧烈头痛。

190. 使用和保存硝酸甘油应注意哪些问题

- 硝酸甘油片舌下含服起效快，约 3～5 分钟。硝酸甘油味稍甜，具有刺激性，溶化快，含在舌下有烧灼感，这是药物有效的标志之一。
- 硝酸甘油属亚硝酸盐，挥发性强，遇热或光极易分解失效。应将药物置于棕色、不透明玻璃瓶内，密闭保存，可放在 15～30℃ 的室温下，也可保存在冰箱中。不宜将药物放在透明玻璃瓶或纸袋中。
- 硝酸甘油有效期为 1 年，如反复开盖取药，药物易受温度、湿度和光的影响，有效期仅为 3～6 个月。应注意取药要快，取后及时旋紧瓶盖，及时更换随身携带的药物。切勿将药物放在贴身的衣袋内，以免长时间受体温的影响而降低药效。
- 含服硝酸甘油时，宜取坐位、蹲位或半卧位，以防直立时血压下降、血容量不足而致头晕。
- 静脉内使用硝酸甘油 24～48 小时后，应停用 8～12 小时，不主张长时间、长疗程使用该类药物，建议间歇使用，及时更换或替代口服制剂。
- 下壁心肌梗死、右室心肌梗死、青光眼、颅内高压、严重肺部疾病者应慎用或禁用硝酸甘油。

191. 吸氧对冠心病有什么作用

- 冠心病患者常有不同程度的动脉低氧血症，可出现呼吸困难。吸氧有利于氧气的氧合和交换，可减轻气促、疼痛和焦虑症状。冠心病患者合并左心衰、肺水肿、休克或心脏破裂、心脏压塞等并发症时，单纯鼻导管给氧难以纠正严重的低氧血症，此时应立即气管内插管和机械通气。冠心病患者是否应该吸氧，目前意见尚不统一。

- 吸氧的作用：
  1）限制梗死面积扩大。
  2）使患者镇静，消除或减轻焦虑和恐惧心理。
  3）减轻胸痛、呼吸困难和发绀的程度，减少并发症的发生。

192. 积极降脂治疗有什么好处

- 血脂异常是指血中胆固醇、甘油三酯、低密度脂蛋白及极低密度脂蛋白增高，高密度脂蛋白降低，这些脂质的异常很容易在动脉中形成粥样硬化斑块，如果累及冠状动脉则发生冠心病。血脂异常尤其是胆固醇和低密度脂蛋白增高是形成动脉粥样硬化斑块的罪魁祸首。所以，对于血脂异常，甚至是正常人，不管通过何种途径（药物治疗或非药物治疗）降低血脂，都能有效降低冠心病及其他心脑血管事件的发生。

193. 常用的降脂药物有哪些

常用的降脂药物有：

- 降胆固醇药物：他汀类药物（阿托伐他汀、辛伐他汀、普伐他汀、氟伐他汀）；胆固醇吸收抑制剂（依折麦布）。
- 主要降甘油三酯药物：烟酸类（烟酸、烟酸酯类、阿昔莫司等）；氯贝丁酯药（非诺贝特、吉非贝齐等）。
- 升高高密度脂蛋白的药物：烟酸及其酯类、他汀类、胆汁酸结合树脂等。

194. 使用降脂药物应注意哪些问题

- 他汀类药物一般在晚上服用，因为胆固醇代谢在夜间比较活跃。

- 服用降脂药物的种类要听从医生的意见，尽可能不要多种降脂药同时服用。
- 服用降脂药需要定期复查肝功能。
- 如果服药期间出现肌肉酸痛现象，应立即停药并上医院进一步检查。

195. 血脂正常的冠心病患者为什么也要服用他汀类药物

- 降脂药物特别是他汀类药物能抑制肝脏内胆固醇的合成，不仅有强有效的降总胆固醇及低密度脂蛋白胆固醇作用，还有一系列调脂以外的心血管保护作用：
  1）升高一氧化氮，保护内皮作用。
  2）非特异性抗炎作用。
  3）抗氧自由基作用。
  4）抗血小板聚集作用。
  5）稳定甚至消退冠脉粥样斑块。
  6）抑制血管内皮增生的作用，减少冠脉成形术及支架术后再狭窄。
- 所以，冠心病患者，即使是血脂水平正常的患者，服用降脂药物也利大于弊。对于不稳定型心绞痛、心肌梗死后及接受介入治疗的冠心病患者，不论其血脂水平是否正常，医生都会建议其服用降脂药物。

196. 常用的心肌营养药物有哪些

- 果糖二磷酸针：可作用于细胞膜，增加细胞内 ATP（腺嘌呤核苷三磷酸）浓度，促进 K^+ 内流，恢复细胞极化状态，从而有益于缺氧、缺血等状态下的细胞能量代谢及对葡萄糖的利用。用法：$5 \sim 10g$ 稀释后静脉滴注，15 分钟内滴完，每天 1 次，疗程一周。
- 辅酶 Q_{10} 胶囊：可减轻急性缺血时心肌收缩力的减弱和磷酸肌酸与三磷酸腺苷含量减少，保持缺血心肌细胞线粒体的形态结构，对缺血心肌有一定保护作用。用法：10mg，每天 3 次口服。
- 环磷腺苷针：能改变细胞膜的功能，促使 Ca^{2+} 进入肌纤维，从而增强心肌收缩，改善心肌缺氧症状。用法：20～40mg 加入 5% 葡萄糖液中静滴，每天 1 次，疗程 1～2 周。

- 曲美他嗪片：通过保护细胞在缺氧或缺血情况下的能量代谢，阻止细胞内 ATP 水平的下降，从而保证了离子泵的正常功能，维持细胞内环境的稳定。用法：20mg，每天 3 次口服。

197. 为什么说对急性心肌梗死患者来说"时间就是生命"

- 急性心肌梗死多在冠状动脉粥样硬化基础上形成血栓，导致冠状动脉持续堵塞所致，是冠心病导致死亡的最重要原因之一。近年随着医疗水平的发展，介入技术在临床上的广泛应用，使得急性心肌梗死的死亡率明显下降，但对于多数冠心病患者来说急性心肌梗死仍是致命的。对于心肌梗死患者，争取时间就是挽救缺血的心肌，挽救心肌就是挽救生命！

- 美国心脏病协会、美国心脏病学院以及其他的健康组织联合开展了一项名为"Door to Balloon"的活动。该活动的目标是使至少超过 75% 的进入医院急诊室的急性 ST 段抬高的心肌梗死（STEMI）患者在发病 90 分钟或更短时间内能够接受冠状动脉介入手术（PCI）。推动该项活动起因于一项死亡率调查，该研究发现，心肌缺血时间和急诊室至首次球囊扩张时间（door to balloon time）与所有 STEMI 患者的 1 年内死亡率强相关，随着时间的延迟，死亡率逐渐增加。因此对所有急性心肌梗死患者都应尽可能缩短心肌缺血时间和"door to balloon"时间。

198. 介入是急性心肌梗死的治疗方法吗

- 急性心肌梗死的治疗主要涉及药物和介入治疗两个方面。及时有效的经皮冠状动脉介入治疗迅速开通阻塞的冠状动脉、挽救濒死心肌，降低急性心肌梗死患者的病死率和病残率。

- 经皮冠状动脉介入术（percutaneous coronary intervention，PCI）是经导管通过各种方法扩张狭窄的冠状动脉，从而达到解除狭窄、改善

治疗篇

心肌供血质量的方法。

- 直接介入治疗的适应证：所有症状发作 12 小时内，并且有持续新发的 ST 段抬高或新发左束支传导阻滞者；即使症状发作时间 12 小时以上，但仍然有进行性缺血证据，或仍然有胸痛和心电图变化。

- 补救性介入治疗：溶栓治疗后仍有明显胸痛，抬高的 ST 段无明显降低者，应尽快施行冠状动脉造影，如显示急性心肌梗死 0 ～ Ⅱ 级血流，说明相关动脉未再通，宜立即施行补救性介入治疗。

- 溶栓治疗再通者的介入治疗：溶栓治疗成功后有指征实施急诊血管造影，必要时进行梗死相关动脉血运重建治疗，可缓解重度残余狭窄导致的心肌缺血，降低再梗死的发生。溶栓成功后稳定的患者，实施血管造影的最佳时机是 3 ～ 24 小时。

199. 溶栓也是急性心肌梗死的治疗方法吗

- 无条件施行介入治疗者或因患者就诊延误，转运患者到可施行介入治疗的单位将会错过再灌注时机，如无禁忌证应立即（接诊患者后 30 分钟内）行溶栓治疗。

- 溶栓的适应证：①两个或两个以上相邻导联 ST 段抬高（胸导联≥0.2mV，肢导联≥0.1mV），或病史提示急性心肌梗死伴左束支传导阻滞，起病时间 <12 小时，患者年龄 <75 岁；②ST 段显著抬高的心肌梗死，患者年龄 >75 岁，可慎重进行；③ST 段抬高性心肌梗死，发病时间已达 12 ～ 24 小时，但如仍有进行性缺血性胸痛、广泛 ST 段抬高者也可考虑。

- 溶栓禁忌证：①既往发生过出血性脑卒中，6 个月内发生过缺血性脑卒中或脑血管事件；②中枢神经系统受损、颅内肿瘤或畸形；③近期（2 ～ 4 周）有活动性内脏出血；④未排除主动脉夹层；⑤入院时严重且未控制的高血压（>180/110mmHg）或慢性严重高血压病史；⑥目前正在使用治疗剂量的抗凝药或已知有出血倾向；⑦近期（2 ～ 4 周）有创伤史，包括头部外伤、创伤性心肺复苏或较长时间（>10 分钟）的心肺复苏；⑧近期（<3 周）的外科手术；⑨近期（<2

周）曾在不能压迫部位的大血管行穿刺术。

200. 心肌梗死患者并发心律失常应如何治疗

- 窦性心律失常：窦性心动过速的治疗主要是病因治疗，如积极纠正心力衰竭、纠正血容量不足、镇静和止痛（使用镇静剂或小剂量吗啡）等。如心律失常 > 120 次/分且无禁忌证时可应用小剂量 β 受体阻滞剂。窦性心动过缓（ < 50 次/分）且合并心绞痛或室早、低血压、心功能减退者可考虑小剂量阿托品（0.5 ~ 1mg）静推，严重窦缓且药物无效者宜安装临时或永久起搏器。
- 房颤或房扑：房颤患者心率 > 180 次/分钟伴低血压者宜用 100 ~ 150J 直流电同步转复；无心功能不全及传导障碍者可用胺碘酮、普罗帕酮等；合并心力衰竭者，宜首选西地兰。
- 室速：阵发性室速（ < 30 秒的发作性室速），首选利多卡因，无效者可静推胺碘酮，若药物无效可用 100 ~ 200J 的同步直流电复律。
- 室颤或室扑：立即用 200 ~ 300J 非同步电除颤，若无效可使用肾上腺素后再次除颤。
- 传导阻滞：可使用阿托品或异丙肾上腺素，必要时植入临时或永久起搏器。

201. 心肌梗死患者并发心力衰竭应如何治疗

- 急性心肌梗死患者并发心力衰竭的治疗措施：
  1）绝对卧床休息。
  2）吸氧（2 ~ 3L/min）。
  3）镇静、止痛（地西泮、吗啡等）。
  4）及时发现和纠正酸中毒、水及电解质紊乱。
  5）利尿剂：急性心力衰竭患者可使用 20 ~ 40mg 的呋塞米；慢性心力衰竭患者口服螺内酯，应注意电解质平衡等。
  6）扩血管药：急性心力衰竭患者可使用硝酸甘油或静脉滴注硝普钠；慢性心力衰竭患者口服硝酸异山梨酯、硝苯地平等。

治疗篇

115

7）洋地黄：适用于急性心肌梗死合并心脏扩大、心力衰竭的患者。急性心肌梗死后的前 24 小时内应尽量避免使用洋地黄制剂；心肌梗死 24 小时后，病情稳定的患者可考虑使用，剂量为常用量的 1/3 ~ 1/2。

8）多巴胺：可增加心肌收缩力，常用剂量为 5 ~ 15μg/（kg·min）。

9）磷酸二酯酶抑制剂：具有周围血管扩张作用和正性肌力作用，不增加心肌耗氧量，不引起心肌缺血和心律失常等，米力农首剂（30 ~ 60μg/kg）静推后以 0.25 ~ 0.5μg/（kg·min）维持。

- 如若发生心脏性休克应将患者头部及下肢分别抬高 30° ~ 40°，高流量吸氧，密切观察生命体征、神志、尿量，必要时留置导尿管观察每小时尿量，保证静脉输液通畅，有条件者可通过中心静脉或肺微血管楔压进行监测。应做好患者的皮肤护理、口腔护理、按时翻身预防肺炎等并发症，做好 24 小时监测记录。

202. 心肌梗死患者并发高血压应如何治疗

- 急性心肌梗死合并高血压病患者，在心肌梗死后约 50% 血压可降至正常或低于正常，原因为低血容量和（或）心功能不全。心肌梗死后血压仍高者，应将血压控制在 120/70mmHg 左右，降低后负荷以减少心脏做功，从而降低心肌氧耗量，这有利于心肌的修复和防止室壁瘤的形成。

- 静脉给予硝酸甘油、硝酸异山梨酯、硝普钠。

- 口服降压药：利尿剂、ACEI、ARB、β 受体阻滞剂、钙通道阻滞剂等。

- 改善生活方式：减轻体重、戒烟、戒酒、增加有氧运动（每周数次，时间 30 ~ 45 分/次）；限钠，每日不超过 6g 氯化钠；维持足够钾的摄入，每日约 90mmol。

203. 心肌梗死患者并发糖尿病应如何治疗

- 急性心肌梗死可致血糖轻度升高，所以对于急性心肌梗死合并糖尿病的患者应严密监测血糖水平，必要时可静脉使用胰岛素。噻嗪类利尿剂和 β 受体阻滞剂可影响糖代谢，使用时应权衡利弊，必要时可短期使用。

- 心肌梗死患者合并糖尿病的降糖治疗措施：

1）糖尿病教育：将科学的糖尿病知识、自我保健技能深入浅出的教会患者，使患者了解到治疗不达标的危害性，密切医患配合，积极防治糖尿病和并发症。

2）控制高血糖和胰岛素抵抗：严格控制血糖正常或强化治疗，能明显降低糖尿病各种并发症，其中也包括冠心病的发生率，这一结论已被 DCCT 证实。流行病学研究证实，血糖水平增高增加了心血管事件，胰岛素抵抗可以加速动脉硬化，其程度与心肌梗死、脑卒中和周围血管硬化疾病直接相关。最近资料显示，胰岛素增敏药噻嗪烷二酮可通过增加胰岛素敏感性而降低血糖。因此，糖尿病患者冠心病治疗的基础是把血糖控制较为理想，推荐的糖尿病的理想控制和较好控制水平如下所述。①理想控制：空腹静脉血糖（真糖法、全血）<6.1mmol/L，餐后 2 小时血糖 <7.22mmol/L，24 小时尿糖定量 <5g/24h；HbAlc <6%；血脂水平恢复正常。②较好控制：空腹静脉血糖（真糖法、全血）<7.22mmol/L，餐后 2 小时血糖 <8.33mmol/L，24 小时尿糖定量 <10g；HbAlc <8%；血脂浓度明显好转。

3）围绕这个目标，从三个方面进行：①严格的饮食控制也是控制好血糖的基础，强调按照医生或营养师的指导，合理进食。②适当的活动对糖尿病患者是有益的，根据病情进行床上和床边康复，能增加肌肉组织对葡萄糖的利用，有助于减低餐后高血糖。③药物治疗：包括双胍类药物，α-糖苷酶抑制药、噻唑烷二酮类胰岛素增敏药、磺脲类药物、胰岛素。对糖尿病冠心病药物治疗，更倾向用双胍类药物和 α-糖苷酶抑制药，尽量用前 2 种药物，因为它们会改善胰岛素抵抗，不增加胰岛分泌，这有利于改善血管内皮功能，保护现有的胰岛 β 细胞。在急性心梗后，强化控制血糖，应用胰岛素可以拮抗糖尿病所致的不良效应，并改善致凝状态。已有研究显示，输入胰岛素以早期改善代谢异常，可获益。

- 注意事项：

1）严密观察病情，警惕冠状动脉进一步缺血：急性心梗合并糖尿病患者出现胸痛症状明显减少，因此必须密切观察；

2）加强心电监护，观察心率、心律紊乱；备好各种药品和除颤、起搏装置。严密观察面色、四肢温度、湿度及血压变化；

3）严密监测血糖、尿糖、尿酮、血气分析，并注意呼吸的频率及气味；

4）严格无菌操作，加强环境消毒：及时给患者翻身，进行皮肤和口腔护理，在行导尿等操作时必须严格无菌操作；注意留置针输液护理，并定期更换；同时，加强空气和地面消毒；

5）合理饮食：急性心肌梗死患者一般卧床休息，每日每公斤理想体重 104.5～125.4kJ 热量。其中，糖占总热量的 50%～60%，蛋白质占总热量的 12%～15%，脂肪占总热量的 30%～35%。

6）关爱患者，进行心理健康指导：心理应激易诱发血糖升高、各种心律失常甚至猝死。

204. 妊娠和哺乳期妇女禁用哪些常用的心血管药物

- 普萘洛尔：对胎儿有毒性作用，该药易通过胎盘，可导致胎儿宫内生长迟缓。

- 利血平：对胎儿和新生儿发生循环功能障碍、嗜睡、鼻塞、呼吸抑制等。

- 噻嗪类利尿剂：可引起母体胰腺炎、新生儿血小板减少或死胎。

- 钙通道阻滞剂：维拉帕米等有致畸作用，且可抑制平滑肌收缩，临产或生产时不宜使用。

- ACEI 类和 ARB：卡托普利有致胎儿发育不良、新生儿呼吸困难等副作用。

- 二氮嗪：可直接松弛子宫平滑肌，引起分娩停止，还可引起高血糖、高尿酸血症和胰腺炎等。

- 硝普钠：可引起胎儿氰化物中毒。

- 螺内酯：可致胎儿外生殖器畸形和尿道畸形，还可影响胎儿发育。

- 胍乙啶：可产生明显的直立性低血压，还可产生心动过缓、肠道运动亢进和腹泻等。

- 依他尼酸：可引起耳毒性和低钾性碱中毒。

- 氯贝丁酯：通过胎盘可致胎儿体重下降。

205. 冠心病介入治疗技术有哪些

近年来，冠心病介入治疗技术主要有：

- 冠状动脉造影术：用于了解冠状动脉病变程度及冠心病的诊断。即用特制的心导管经股动脉送到主动脉根部，分别插入左、右冠状动脉口，注入少量造影剂，这种选择性冠状动脉造影剂可使左、右冠状动脉及其主要分支得到清楚的显影。一般认为，冠状动脉管腔直径狭窄 70%~75% 以上会严重影响心脏血液供应。

- 经皮腔内冠脉成形术（PTCA）：是目前冠心病介入治疗中最常用、技术最成熟的方法。通过穿插桡动脉或股动脉方法，将导管、导丝、扩张球囊送至冠脉内相应的狭窄部位，进行扩张数秒钟至数分钟，球囊产生的机械挤压，使狭窄节段的粥样斑块撕裂、拉断和压缩，冠脉内膜和部分中膜撕裂，重新塑形，消除或改善冠脉狭窄，使冠脉腔径扩大，血管扩张，解除其狭窄，改善心肌血液供应。其术后主要并发症是再狭窄。术中狭窄部位置入金属支架，术后坚持服用硝酸脂类、心痛定、阿司匹林、他汀类等药物以防止和减少再狭窄的发生。患者术后留置导管 12~24 小时；拔出导管后注意平卧，伸直术侧肢体 6 小时，拔管部位用砂袋压迫 4 小时，禁抬高床头。

- 冠脉内支架术：也是临床上常用的一种方法，可减少 PTCA 术后的再狭窄率。

- 经皮冠脉激光血管成形术：在 X 线指引下，应用心导管技术将激光经光导纤维传送至血管病变处，消融血管内斑块物质，使闭塞的血管再通。由于操作复杂，并发症较多，目前临床上应用并不普遍。

- 经皮冠脉内旋切术：借助导管头部的旋切装置进行冠脉内斑块切削的一种安全有效的血管再通技术，切下的斑块可贮存在导管头端腔内或被负压吸出体外。

- 冠脉内旋磨术：应用尖端镶有钻头的金属磨头导管，高速旋磨病变组织，将组织磨成比红细胞还小的微粒由体内吞噬系统清除，但旋磨下来的斑块碎屑易造成冠脉远端栓塞，故其远期疗效有待研究。

治疗篇

- 冠脉内溶栓：在急性心梗早期，经冠脉途径注射溶栓剂，使血栓溶解，恢复心肌灌注。

- 冠脉内基因治疗：通过冠脉造影明确目标血管后，经导管向目标血管内或直接从心内膜向心肌内注入患者自身的骨髓干细胞，以期在数周后在心肌坏死部位重新分化为心肌细胞，改善预后，目前正在逐渐被临床接受。

- 另外，还有冠状动脉内血栓抽吸术、远端保护装置及冠状动脉内放射治疗。

206. 冠状动脉介入治疗会发生哪些并发症

- 冠状动脉介入性检查和治疗是比较安全的，并发症的发生率 < 0.2%，但临床医生应将可能发生的并发症，特别是少见而严重的并发症向患者说明。冠状动脉介入治疗的并发症主要有：

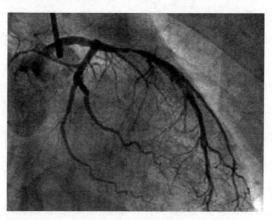

1）导管打结、导丝折断。

2）心腔或血管穿孔、心脏压塞。

3）局部或全身感染。

4）穿刺部位出血或血肿。

5）动静脉瘘。

6）心律失常：室速和室颤是严重的并发症，发生率 < 5%，应严密观察术中压力变化，一旦压力明显下降，应了解其影响因素，必要时将导管撤出。

7）栓塞：栓子来源于导管或导丝表面形成的血栓、动脉粥样斑块脱落、空气注入、附壁血栓脱落等。栓塞部位主要为脑、肾、肠系膜、肺动脉等。发生栓塞者应予扩血管药和溶栓药物。

8）心肌梗死：常见的原因是冠状动脉痉挛、导管损伤冠状动脉、冠状动脉栓塞等。要求临床医生操作时动作要轻柔，尽量避免血栓形成和冠状动脉痉挛。

207 哪些情况下心血管病患者应该进行介入治疗

- 心血管病是介入治疗应用最为广泛的领域，许多心血管病都可以通过介入治疗的手段进行治疗。介入技术不断发展，适应证不断扩大，极大地改善了患者的预后和生活治疗。

- 目前介入治疗主要包括：经皮冠状动脉介入术（PCI）、射频消融术、埋藏式心脏起搏器植入术（心脏再同步化治疗（CRT）、埋藏式心脏复律除颤器（ICD）等）、先天性心脏病经皮封堵术、心脏瓣膜的介入治疗（瓣膜病球囊扩张成形技术、经皮主动脉瓣植入术等）等。

- 介入治疗能根治的心血管病：

1）先天性疾病：先天性心脏病动脉导管未闭——封堵术；先天性心脏病中央型房间隔缺损——封堵术；先天性心脏病冠状动脉瘘——封堵术；先天性心脏病肺动静脉瘘——封堵术；先天性心脏病主动脉缩窄——球囊扩张术及支架植入术。

2）心律失常：房室结双径路所致的阵发性室上速——射频消融术；房室旁道所致的阵发性室上速——射频消融术；特发性室速——射频消融术；心房扑动——射频消融术。

- 介入治疗不能根治但具有明显治疗效果的心血管病：

1）冠心病——球囊扩张术、支架植入术等。

2）心脏瓣膜病：主要是风湿性二尖瓣狭窄及主动脉瓣狭窄——球囊扩张术。

3）某些心律失常：心肌梗死后室速、某些房性心动过速、特发性心房颤动等——射频消融术、体内埋藏式自动复律除颤器植入术。

4）一些后天原因造成的血管狭窄：肾动脉狭窄、颈动脉狭窄、四肢动脉狭窄、下腔静脉狭窄和（或）闭塞——球囊扩张术及支架植入术等。

5）肥厚梗阻型心肌病——经皮室间隔心肌消融术。

6）其他：主动脉夹层——带膜支架植入术；主动脉瘤——带膜支架植入术；肺动脉血栓栓塞——肺动脉血栓碎击术、血栓抽吸术及下腔静脉滤器植入术；原发性肺动脉高压——房间隔造口术；心动过缓——永久性人工心脏起搏器植入术。

208. 介入手术后应该服用哪些药物

介入手术术后的患者应该服用的药物有：

- 阿司匹林肠溶片，是必须吃，而且终身服用，剂量在每天 100mg 左右。

- 氯吡格雷片，每天 75mg，如果置入的是药物洗脱支架，目前至少需服一年，如果有条件的话或是高危患者，应该用更长时间，这点非常重要。

- 他汀类药物，对冠心病患者来说人不仅降脂，而且稳定斑块，延缓动脉粥样化进展，不要单纯根据血脂的指标来判断用还是不用，应该在医生指导下应用。

- 硝酸酯类药物，根据血管开通的情况决定应用；降血压的，降血糖的药也需要坚持用。心率长期快，心梗后的 β 受体阻滞剂也需要应用。

209. 服药期间应该注意复查哪些相关指标

- 服药期间应做胸片、心电图检查，检测血压，抽血化验肝肾功能、血脂水平、血糖、血脂、血黏度等。

210. 什么是冠状动脉内支架术

- 冠脉内支架术是将金属支架支撑在冠脉狭窄处，将 PTCA 术后产生的处于漂浮状态的内膜损伤碎片固定在血管壁中，扩大冠脉腔径，防止冠脉痉挛和血管壁的弹性回缩，以达到冠脉再通的目的。

- 30%～50%患者若只做 PTCA 术，由于血管的弹性回缩，扩张处血管壁的撕裂、夹层，其后一段时间内会再次狭窄，有些患者甚至会发生急性冠脉闭塞而导致急性心梗发作甚至死亡，因此支架术是必须的。用冠脉支架撑开病变血管，可以减少斑块撕裂后急性闭塞，使介入手术的安全性明显提高，降低 PTCA 术后再狭窄率，对于一些复杂病变，支架植入往往可以达到满意的结果。

211. 药物支架一定比裸支架好吗

- 冠心病介入治疗中的支架为金属丝网状管，用于在血管成形术中撑开动脉血管。支架材质多为不锈钢或合金，也可为生物材料等。表面无药物涂层的支架称为金属裸支架。
- 药物涂层支架是将药物直接或与聚合物基质混合后涂布于支架表面，使支架成为一个局部药物缓慢释放系统，有助于防止血管内再狭窄和再次闭塞。
- 裸支架的优点是价格较低，术后抗血小板药物服用时间短，通常为 6 月左右；缺点是再狭窄机会较药物支架明显增加。
- 药物涂层支架的优点是能够明显降低冠心病介入治疗术后再狭窄发生率；缺点是价格昂贵，抗血小板药物服用时间长，至少为 1 年，晚期血栓发生率高。
- 建议：放哪一种支架，医生会根据患者冠状动脉病变的具体情况和患者的经济承受能力来决定。糖尿病患者、小血管病变、复杂病变、长病变，慢性完全闭塞，血管分叉部、大隐静脉移植物血管病变以及支架内再狭窄，使用药物洗脱支架效果好一些；而经济困难，血管病变短、血管较粗不容易发生再狭窄的病变，或患者高龄以及有高出血风险的患者，用价格较低的裸支架比较好。

212. 进口支架一定比国产支架好吗

- 很多临床试验均证实国产支架在使用性能上、介入治疗术后心脏事件发生率、再狭窄的发生率及支架血栓形成上，与进口支架已无明显差异，进一步的大规模临床试验尚在进行中。同时国产支架较进口支架有价格上的优势。

- 目前在介入治疗中，因为进口支架制作工艺较为成熟，如患者经济条件好，病变为再狭窄高危者，可考虑植入进口支架；一般狭窄病变，国产及进口支架选择中已无较大区别，甚至在管径偏小的血管病变中，国产支架占有一定优势性。

213. 支架放的越多越好吗

- 心脏支架又称冠状动脉支架，是心脏介入手术中常用的医疗器械，具有疏通动脉血管的作用。
- 心脏支架放置时，医生先将极细的导管通过血管伸到动脉狭窄的部位；然后，用一个可充盈的胶皮气球将狭窄部位撑开；最后，将动脉支架撑在已被扩张的动脉狭窄处，防止其回缩。退出所有的导管后，动脉支架就留在了已经被扩张的动脉狭窄处。
- 因此，冠脉内支架术放置的支架数能使狭窄的动脉管腔扩大，达到冠脉再通的目的就可以。

214. 支架植入后应该多长时间进行复查

- 出院后 1 个月，门诊随访，问诊临床症状，心电图检查，抽血化验肝肾功能、血脂水平。因为手术后，极少部分患者可能肾功能受损（对比剂肾病）；长期口服他汀类药物，部分患者会出现肝功能异常；此外也需检验他汀降脂的疗效。
- 出院后 3 个月，门诊随访，问诊临床症状，复查超声心动图（特别是心肌梗死患者，检查心功能恢复情况），复查肝肾功能及血脂水平，必要时检查 24 小时动态心电图。
- 出院后 6 个月，门诊随访，问诊临床症状，复查心电图、超声心动图，复查肝肾功能及血脂水平。
- 出院后 12 个月，这是 1 年随访，最为重要，门诊或住院随访，检查冠脉 CT 或经皮冠脉造影术，如无特殊不适症状，冠脉 CT 因其无创性应作为首选，另视病情检查平板运动试验或 Holter 等，复查肝肾功能及血脂水平。

- 术后 1 年后，可酌情停止双联抗血小板治疗，改为单用阿司匹林，此后如无特殊症状，每年复查肝肾功能及血脂水平，每隔 3～5 年可再进行冠脉 CT 复查。

215. 哪些心血管病患者应该植入起搏器

- 心脏起搏器是一种植入于体内的电子治疗仪器，通过脉冲发生器发放由电池提供能量的电脉冲，通过导线电极的传导，刺激电极所接触的心肌，使心脏激动和收缩，从而达到治疗由于某些心律失常所致的心脏功能障碍的目的。
- 人工心脏起搏分为临时和永久两种，它们分别有不同的适应证。
- 临时心脏起搏：临时心脏起搏是一种非永久性植入起搏电极导线的临时性或暂时性人工心脏起搏术。起搏电极导线放置时间一般不超过 2 周，起搏器均置于体外，待达到诊断、治疗和预防目的后随即撤出起搏电极导线。
- 以下心血管病患者需要植入临时起搏器：
  1）阿-斯综合征：各种原因（急性心肌梗死、急性心肌炎、洋地黄或抗心律失常药物等引起的中毒、电解质紊乱等）引起的房室传导阻滞、窦房结功能衰竭而导致的心脏停搏并出现阿-斯综合征发作，都是紧急临时心脏起搏的绝对指征。
  2）心律不稳定的患者在安置永久心脏起搏器之前的过渡。
  3）心脏直视手术引起的三度房室传导阻滞。
  4）药物治疗无效的由心动过缓诱发的尖端扭转型和（或）持续性室性心动过速。
  5）预期将出现明显心动过缓的高危患者，常见的有急性心肌梗死的某些缓慢心律失常、心脏传导系统功能不全的患者拟施行大手术及心脏介入性手术、疑有窦房结功能障碍的快速心律失常患者进行心律转复治疗、原先存在左束支阻滞的患者进行右心导管检查时。

治疗篇

6）起搏器依赖的患者在更换新心脏起搏器时的过渡。

- 以下心血管病患者需要植入永久起搏器：

1）窦房结功能不全者。

2）成人获得性房室传导阻滞（AVB）者。

3）慢性双分支阻滞的患者。

4）急性心肌梗死伴房室传导阻滞。

5）颈动脉窦过敏和心脏神经性晕厥者。

- 注意：就某一个具体患者而言，永久心脏起搏的指征并非总是明确的。通常，不可逆性的严重的心动过缓是植入永久心脏起搏器的主要指征。

216. 植入起搏器会发生哪些并发症

- 出血和血肿：切口渗血或囊袋血肿多见。术前停用抗凝剂，术中严格止血，术后压迫，一般多可避免。

- 感染：囊袋感染最常见。严格消毒和无菌操作，一旦感染，将不可避免造成起搏器移位。

- 皮肤压迫性坏死：慢性感染（主要）、囊袋张力过高、皮肤过敏。一旦发生，宜尽早调换起搏器位置。

- 心律失常：安放电极时，可引起室性心律失常。要求操作时动作轻柔，必要时使用利多卡因，准备电复律和临时起搏器。

- 心肌穿孔：操作电极时用力过猛或电极张力过大，均可致心肌穿孔，表现为左下胸痛，心脏不起搏而胸腹壁随起搏脉冲跳动。胸片示电极位置异常。一旦确诊，应将电极撤回心腔，重新定位，一般较少引起心脏压塞。

- 电极导管裂损或移位：电极弯曲处易裂损，表现为不起搏或间隙起搏，也可因裂损处漏电致局部肌肉跳动。一旦证实，应及时更换电极导管。右室腔过大、电极张力不足、体位变化和植入侧上肢活动幅度过大，均可致电极移位。常发生于术后1周内，表现为不起搏或间隙起搏，起搏状态与体位相关。

- 膈肌刺激或痉挛：电极导管张力过大，电极靠近心室膈面，可刺激膈肌与心脏同步收缩，严重者可致膈肌痉挛。

- 起搏阈值改变：起搏器植入后 1~2 周，阈值可升高 2~3 倍，1 个月后可稳定在起始阈值的 2 倍，属于生理性阈值升高，是有心内膜电极植入处炎症水肿所致。若阈值升高影响起搏功能，可增加输出电压或适当增加脉宽，并使用醋酸波尼松（强的松），30mg/d，3~4 周。若 1 月后阈值仍异常升高，影响起搏功能，应调整电极位置。术后 3 个月仍异常，应更换含激素的多孔电极。

- 感知障碍：感知不良和感知过度常为电极导管因素导致。

- 起搏障碍：起搏频率较程控起搏频率减慢 ≥5 次/分钟，称为起搏频率减慢，多由起搏电源不足所致。磁铁频率降低 ≥10%，脉宽增加 ≥5%，起搏器内阻抗 >20kΩ，提示电源耗竭，应及时更换。

- 起搏器依赖：起搏停止后，无自身心搏或自身心室逸搏间期 ≥3s 或自主心搏极慢，即为起搏器依赖。

- 起搏器综合征：多见于 VVI 起搏器使用者，原因是心排血量下降、房室不同步收缩或室-房逆转等，表现为乏力、头晕、心悸、晕厥和低血压等。

- 起搏器介导性心动过速及心动过速性心肌病：多见于使用 DDD 起搏器者，以房室折返性心动过速最常见，由起搏器引起并维持。

217. 植入起搏器后应该多长时间进行复查

- 安置起搏器的早期往往起搏阈值不稳定，需要及时调整。因此需要定期到医院检查，一般术后 1 个月内每 2 周 1 次，3 个月内每月 1 次（具体视病患情况）。

- 以后每 6~12 月检查 1 次。

- 临近电池耗竭时，每 1~2 个月检查 1 次，直至更换起搏器。

218. 植入起搏器后应复查哪些相关指标

- 植入起搏器后需教会患者自测脉搏，触摸脉搏可以简单地检查起搏器的功能，定期探测可及早发现电池剩余能量。应每天清晨醒来或静坐 15 分钟。连续一周以上，如果每日脉搏比以前慢了 7 次以上，应立即到医院就诊。

- 植入起搏器后需要复查心电图、体外程控起搏器参数及胸片。必要时还需做动态心电图、超声心动图等检查。复查心电图以了解起搏器的起搏功能、感知功能；胸片了解起搏器电极位置；检查起搏器电源情况；检查起搏器埋植处皮肤有无炎症。

- 复查的目的是评价起搏器是否起搏功能正常、感知功能正常，起搏模式是否适合患者，起搏参数是否是最经济有效的。

- 患者应随身携带"心脏起搏器的识别片"诊断卡和异丙肾上腺素或阿托品药物。

219. 什么是冠脉搭桥术

- 冠脉搭桥术就是取患者本身的血管（如胸廓内动脉、下肢的大隐静脉等）或血管替代品，将狭窄冠状动脉的远端和主动脉连接起来（在充满动脉血的主动脉根部和缺血心肌之间建立起一条畅通的路径），让血液绕过狭窄的部分，到达缺血的部位，改善心肌血液供应，进而达到缓解心绞痛症状，改善心脏功能，提高患者生活质量及延长寿命。因此，有人形象地将其称为在心脏上架起了"桥梁"，俗称"搭桥术"。

- 冠脉搭桥术是治疗冠心病的一种积极有效方法，可延长患者生命，改善患者的生活质量。

- 适应证：根据冠状动脉造影和左室造影的结果而定：

1）稳定型心绞痛内科治疗无效且有严重冠状动脉狭窄者。

2）心绞痛不能缓解，工作能力和生活质量受影响的老年患者。

3）不稳定型心绞痛的冠状动脉严重狭窄者。

4）左冠状动脉主干病变或2支重要冠状动脉严重狭窄或3分支病变者。

5）心肌梗死后心绞痛和急性心肌梗死者。

6）PTCA术后反复再狭窄者。

7）充血性心衰伴心绞痛者。

8）左前降支及左回旋支近端血管狭窄 >70%，而狭窄远端血管内径 >1.5mm 者。

220. 冠脉搭桥术后需要服用哪些药物

- 抗血小板药物：为了减少由于内皮细胞损伤和血小板激活引起的桥内血栓形成，抗血小板药物治疗非常重要。最为常用的抗血小板药物为肠溶片阿司匹林，常规剂量为每日 100～300mg，一般建议手术后终身服用。服用期间注意有无胃肠道反应及药物的禁忌证。
- 硝酸酯类：可以扩张血管，减轻心脏负荷，选择性扩张冠状血管，改善心肌供血。常用硝酸甘油、硝酸异山梨酯、单硝酸异山梨酯等。
- 降脂药物：移植血管特别是静脉材料非常容易发生血管硬化，控制血脂可以有效减少临床事件的发生。血脂指标最好降至正常以下。常用降脂药物为他汀类，如立普妥、舒降之等。但需要定期复查肝功能，由于个体差异，对某些患者的肝功能影响明显。
- 降压药物：手术后血压最好维持于正常水平，如果经常高于 140/90mmHg，应接受降压治疗，常用药物有血管紧张素转换酶抑制剂或血管紧张素 II 受体拮抗剂、β 受体阻滞剂，以上两种建议同时服用，多项临床实验证明是非常有必要的。如果搭桥血管使用了桡动脉，建议 Ca^{2+} 通道阻滞剂服用半年以上以防止桡动脉痉挛，也可以作为降压药物使用。其中，血管紧张素转换酶抑制剂在部分患者会产生干咳的并发症，严重时应该改用其他 ARB 类药物。
- 降糖药物：糖尿病患者必须严格控制血糖。可用口服制剂或使用皮下注射胰岛素，也可选择胰岛素泵，血糖的初步调节应在医生指导下进行，患者已经掌握了调节方法和规律后再自行调节，尽量把血糖控制在正常或稍高范围之内。
- 其他辅助药物：如胃黏膜保护剂、抗酸剂、保肝药等根据个体不同情况选择，但使用之前最好咨询专科医生。避免产生不良反应或服药过多产生协同作用。

221. 冠脉搭桥术后应复查哪些相关指标

- 一般术后 3 个月复查心脏彩超、心电图、胸片、血脂、血生化检查以及凝血四项和 INR 指标等。

222. 抗快速性心律失常药物有哪几种类型

- 抗快速性心律失常药物可以分为 5 类：Ⅰ 类：钠通道阻滞药；Ⅱ 类：β 受体阻滞剂；Ⅲ 类：钾通道阻滞药；Ⅳ 类：钙通道阻滞药；Ⅴ 类：其他抗心律失常药物。

- Ⅰ 类：钠通道阻滞药，本类药物又分为三个亚类，即 Ⅰa，Ⅰb，Ⅰc。

  1）Ⅰa 类：适度阻滞钠通道，降低动作电位 0 相上升速率，不同程度抑制心肌细胞膜 K^+、Ca^{2+} 通透性，延长复极过程，且以延长有效不应期更为显著。本类药有奎尼丁、普鲁卡因胺等。

  2）Ⅰb 类：轻度阻滞钠通道，轻度降低动作电位 0 相上升速率，降低自律性，促进 K^+ 外流，缩短或不影响动作电位时程，相对延长有效不应期。本类药有利多卡因、苯妥英钠等。

  3）Ⅰc 类：明显阻滞钠通道，显著降低动作电位 0 相上升速率和幅度，减慢传导性的作用最为明显。本类药有普罗帕酮、氟卡尼等。

- Ⅱ 类：β 肾上腺素受体拮抗药，阻断肾上腺素能神经对心肌 β 受体的效应，表现为减慢 4 相舒张期除极速率而降低自律性，降低动作电位 0 相上升速率而减慢传导性。本类药有普萘洛尔等。

- Ⅲ 类：钾离子通道阻滞药，抑制多种钾电流（外流），延长动作电位时程和有效不应期，但对动作电位幅度和去极化速率影响很小。本类药有胺碘酮等。

- Ⅳ 类：钙通道阻滞药，抑制 ICa（L），降低窦房结自律性，减慢房室结传导性。本类药物有维拉帕米和地尔硫䓬。

- Ⅴ 类：其他抗快速性心律失常药物，如腺苷、ATP、洋地黄类、硫酸镁、氯化钾、罗通定、新斯的明、去氧肾上腺素、甲氧明、西咪替丁、卡马西平等。

223. 抗慢速性心律失常药物有哪几种类型

- 抗缓慢性心律失常药物能增强窦房结的自律性，促进房室传导，对抗某些抗快速性心律失常药物等因素对心脏的抑制作用。主要可分为以下 3 类：

1）β 肾上腺素能受体激动药：包括异丙肾上腺素、麻黄碱、肾上腺素、多巴酚丁胺和沙丁胺醇等。肾上腺素和麻黄碱还兼有 α 受体激动作用，前者同时是心室颤动和心电-机械分离时心脏复苏的主要抢救药物。

2）M 胆碱受体阻断药：包括阿托品、山莨菪碱、克朗宁等。

3）非特异性兴奋、传导促进剂：包括皮质激素、氨茶碱、甲状腺素、硝苯地平和某些中成药（如生脉散、参类、心宝丸、健心片等）等。

224. 哪些抗心律失常药物会引起低血压

- 可引起低血压的抗心律失常药物有：奎尼丁、普鲁卡因胺、丙吡胺、阿义马啉、劳拉义明、利多卡因、苯妥英钠、美西律、普萘洛尔、美托洛尔、维拉帕米、硫酸镁等。特别是在大剂量静脉应用时较易发生。

225. 老年人使用抗心律失常药物应该注意哪些问题

老年患者应用抗心律失常药物时应注意：

- 毒副反应发生率高，这主要与老年人的药代动力学改变有关，药物清除率下降，半衰期延长，药物易在体内蓄积而发生毒副反应，故应慎用清除率明显降低的相关抗心律失常药物。

- 毒副反应表现不典型，以食欲减退、神经精神症状和致心律失常作用等较为常见。

- 易于诱发过缓性心律失常，主要与心脏传导系统的退行性变和 β 受体密度降低有关。

- 老年人由于智力、生活环境及经济状况等因素，服药依从性差。故应配服简便、经济、毒副作用较少的抗心律失常药物，尽量避免多种药物联合使用。

226. 如何联合使用抗心律失常药物

- 联合使用抗心律失常药的目的是提高抗心律失常疗效和减轻副作用。
- 联合应用抗心律失常药物目前主要是经验性的，并未得到循证医学的验证，故必须在符合下列条件下谨慎进行：

  1）心律失常较严重而顽固。

  2）已进行强而有力的病因治疗、驱除诱因措施。

  3）单一抗心律失常药物疗效不佳，且已足量和排除药物选择不当等因素。

  4）尚无非药物治疗适应证或非药物治疗疗效不佳等。

227. 服用抗心律失常药物后应复查哪些相关指标

- 由于抗心律失常药物的推荐剂量是根据临床经验和药理实验总结而成，其疗效和毒副作用存在着较大个体差异。因此服用抗心律失常药物后，需检查一些相关指标来评定抗心律失常药物的治疗效果及指导抗心律失常药物的下一步应用。
- 定期查心电图，以明确心律失常的情况，必要时做 24 小时动态心电图，以观察心脏全天的情况。动态心电图检查不仅能对心律失常（尤其是间歇发作者）进行定性和定量分析等，而且对指导心律失常的药物治疗有一定价值。根据动态心电图对心律失常的定性和定量分析结果，可以判断抗心律失常等药物的疗效。
- 定期做心功能测定，以明确心脏承受能力。经常数脉搏和心律，掌握病情变化。
- 按时测血压，尤其在最初服药及改变药物剂量时，服药前后要测血压。因为抗心律失常药物会对血压产生影响，如奎尼丁可使血压下降，而麻黄素可以升高血压。
- 经常检查肝肾功能。由于药物多数经肝脏内代谢，经肾脏排出，为防止肝肾功能损害，应经常做肝肾功能检查。
- 电解质：服用洋地黄类抗心律失常药物的患者，应定期进行血药浓度的测定及电解质浓度的测定。

- 抗心律失常药物的血药浓度监测：抗心律失常药物的血药浓度监测能较好的粗略判断抗心律失常药在心肌局部的浓度，有以下作用：①当药物疗效不佳时，若血药浓度未达到有效血药浓度，可考虑增加药物剂量；若已达到有效血浆浓度，可考虑改善或加强其他的治疗措施。②当不确定某些临床表现是疾病本身引起还是药物毒副作用时，可监测血药浓度来进行鉴别。③当已发生抗心律失常药物中毒时，血药浓度监测可指导救治工作的进行。④当肝肾功能不良时，血药浓度监测可判断合适的治疗剂量。

228. 服用胺碘酮应该注意什么

- 胺碘酮是以Ⅲ类抗心律失常药作用为主的心脏离子多通道阻滞剂。兼具Ⅰ、Ⅱ、Ⅳ类抗心律失常药物的电生理作用：①轻度阻断钠通道（Ⅰ类作用）；②阻断钾通道（Ⅲ类作用）；③阻滞 L 型钙通道（Ⅳ类作用）；④具有非竞争性的 α 及 β 受体。
- 胺碘酮临床上常用于：①室颤或无脉室速的抢救；②持续性室速；③恶性室性心律失常的预防。
- 以下情况禁用胺碘酮：①严重窦房结功能异常者；②二度或三度房室传导阻滞者；③心动过缓；④对胺碘酮过敏；⑤甲状腺功能异常或有既往史者；⑥病态窦房结综合征；⑦肺功能不全者。
- 服用胺碘酮出现的不良反应：①胺碘酮的肺毒性的症状和体征缺乏特异性，起病隐匿，最短见于用药后 1 周，多在连续使用胺碘酮 3 ~ 12 个月后出现。最早表现为咳嗽，但病情发展可出现发热和呼吸困难。②消化系统可见恶心、呕吐、食欲不振、腹胀、口干、便秘等，特别是在开始服用负荷量时容易出现。长期用药者，15% ~ 40% 发生无症状性肝功能异常，氨基转移酶可升高 1.5 ~ 4 倍，不需停药，但需密切观察。最严重的消化系统不良反应是肝炎和肝硬化。③甲状腺功能异常较常见。④出现甲减或甲亢。⑤偶尔可发生畏光、光晕、视物模糊或不适感。
- 用药期间应注意随访检查：①血压；②心电图；③肝功能；④甲状

腺功能：包括 T3、T4 及促甲状腺激素；⑤肺功能、肺部 X 线片；⑥眼科。

- 服药期间，应经常复查心电图，如 Q-T 间期明显延长（＞0.48 秒）者停用。

- 经常注意心率、心律及血压的变化，如心率小于 60 次/分者停用。

229. 抗心律失常药物也会导致心律失常吗

- 抗心律失常药物治疗心律失常的过程中，引起原有的心律失常加重或诱发新的心律失常成为致心律失常作用。发生率为 5%～10%。各种抗心律失常药物的发生机制不同，分别与复极延长、早期后除极导致尖端扭转性室速或减慢心室内传导、易化折返等有关。充血性衰竭、已应用洋地黄与利尿剂、Q-T 间期延长者在使用抗心律失常药物时更易发生致心律失常作用。大多数致心律失常现象发生在开始治疗后数天或改变剂量时，较多表现为持续性室速、长 Q-T 间期与尖端扭转性室速。

- 抗心律失常药物致心律失常作用的表现形式大体分为：快速性心律失常和缓慢性心律失常。

  1）快速性心律失常可表现为原有心律失常加重与诱发新的心律失常。前者可表现为心律失常的发作频率增加、时间延长以及心律失常的速率发生改变。后者则表现为新出现的室上速与室速。室上速多见于洋地黄过量诱发的阵发性房速伴房室传导阻滞、非阵发性交界性心动过速等。室速可表现为新出现的单形性室速、新出现的扭转性室速、新出现的反复或无休止性室速、加速性室性自搏心律、新出现无 Q-T 间期延长的多形性室速以及室颤等。

  2）缓慢性心律失常可表现为显著窦性心动过缓、窦性停搏、窦房阻滞等，亦可表现为不同程度的房室结或希浦系统的传导阻滞。对传导系统功能减退的患者给予负荷量抗心律失常极易发生缓慢性心律失常。

- 患者心脏方面的疾病会引起心肌缺血、心脏传导功能障碍和药物浓度在心肌细胞内的浓度不均等；低血钾会导致心肌细胞兴奋性增高、自律性增高和传导性降低；高血压易引起左室肥厚；肝肾疾病会影响抗心律失常药物在体内的清除率，使血药浓度升高；糖尿病会引起心肌病变、自主神经损伤等；甲亢会引起心肌兴奋性升高。这些因素的存在会增加抗心律失常药物致心律失常作用发生的风险。

- 一旦发现抗心律失常药的致心律失常作用，应立即停用有关药物，纠正易患因素，并根据心律失常的性质制定下一步治疗方案。对有症状的缓慢性心律失常患者，可给予阿托品或异丙肾上腺素（高血压、冠心病患者禁用），有条件者应进行临时性心脏起搏治疗。心脏起搏治疗也可防止由 Q-T 延长引起的尖端扭转性室速的反复发作，最佳起搏频率为 100~120bpm。对药物引起的室性快速心律失常合并明显血流动力学障碍者，应立即电复律。但对由洋地黄中毒引起的快速性心律失常，通常不宜采用电复律，而应给予补充钾盐、苯妥英钠或利多卡因治疗。但发生心室颤动时，可给予直流电除颤。

230. 服用洋地黄应该注意什么

- 洋地黄类药物包括：地高辛、西地兰、毒毛旋花子苷 K 等。
- 洋地黄常用于治疗各种原因引起的慢性心功能不全、阵发性室性心动过速和房颤、房扑等。
- 下列情况应慎用洋地黄：①窦性心动过缓；②Q-T 延长综合征；③低血压；④肝功能不全；⑤肺功能不全；⑥严重充血性心力衰竭。
- 洋地黄禁用于室颤、室速、预激综合征、二度或三度房室传导阻滞、肥厚型心肌病、单纯二尖瓣狭窄伴窦律而无心衰者、急性心梗伴心衰等。
- 洋地黄排泄缓慢，易于蓄积中毒，故用药前应详细询问服药史，原则上两周内未用过慢效洋地黄者，才能按常规给予，否则应按具体情况调整用量。
- 洋地黄治疗量和中毒量之间相差很小，每个患者对其耐受性和消除速度又有很大差异，而所列各种剂量大都是平均剂量，故需根据病情、制剂、疗效及其他因素来摸索不同患者的最佳剂量。

- 使用洋地黄时，应检查电解质（钙、钾、镁）水平，并使血钾维持在4.0~5.0mmol/L。检查肝肾功能，并根据情况调整剂量。
- 注意药物间相互作用：大剂量葡萄糖液、两性霉素 B 可致低钾和洋地黄中毒。合用心得安、利血平等则可致严重心律失常。

231. 洋地黄中毒有哪些表现

- 胃肠道反应：厌食、恶心、呕吐、腹泻等。
- 中枢神经系统反应：眩晕、头痛、疲乏、失眠、谵妄等。
- 视力障碍：黄视、绿视、视物模糊等。
- 心脏毒性反应：各种心律失常，常见的有室早二联律、房早、房颤、房室传导阻滞等。特征性洋地黄中毒性心律失常是：①非阵发性交界性心动过速；②房性心动过速伴房室传导阻滞；③房室分离；④应用洋地黄后出现的室性异位搏动；⑤双相性室性心动过速。
- 必须指出：个别洋地黄中毒可表现为心力衰竭一度好转后又恶化。
- 高钾血症：洋地黄中毒可以使细胞内钾离子释放增多从而导致高钾血症。

232. 哪些药物会影响华法林的抗血栓作用

- 增强华法林抗血栓作用的药物：①抑制华法林代谢，使其血浓度增高药物：胺碘酮、水杨酸盐、氯霉素、西咪替丁、奥美拉唑、雄激素等；②竞争性与血浆蛋白结合，使华法林血浓度增高药物：如阿司匹林、依地尼酸（利尿酸）、吲哚美辛（消炎痛）、保泰松等；③抑制维生素 K 依赖性凝血因子作用或合成，使华法林作用增强药物：如氨基糖苷类广谱抗生素；④抑制血小板聚集功能和作用以及其他抗血栓药物等：如降血脂药贝丁酯、肝素等；⑤增强华法林作用机制未明的药物：如奎尼丁、双嘧达莫、红霉素等。
- 减弱法华林抗血栓作用的药物：①诱导微粒体酶、加速华法林代谢药物：如巴比妥类、苯妥英钠、卡马西平等；②增加维生素 K 依赖性凝血因子作用或合成和降低华法林吸收，使华法林作用减弱药物：如维生素 K、抗甲状腺素、消胆胺等；③减弱华法林作用机制未明的药物：如利福平、青霉素、螺内酯、环磷酰胺、环孢素、雌激素、口服避孕药等。

233. 服用法华林应该注意什么

- 华法林在体内有对抗维生素 K 的作用。可以抑制维生素 K 参与凝血因子 II、VII、IX、X 在肝脏的合成。对血液中已有的凝血因子 II、VII、IX、X 并无抵抗作用。因此，不能作为体外抗凝药使用，体内抗凝也须有活性的凝血因子消耗后才能有效，起效后作用和维持时间亦较长。

- 华法林适用于需长期持续抗凝的患者：①能防止血栓的形成及发展，用于治疗血栓栓塞性疾病；②治疗手术后或创伤后的静脉血栓形成，并可作心肌梗死的辅助用药；③对曾有血栓栓塞病患者及有术后血栓并发症危险者，可予预防性用药。

- 使用华法林应注意：

  1）老年人或月经期应慎用。

  2）严格掌握适应证，切不可滥用华法林。

  3）个体差异较大，治疗期间应严密观察病情，并依据凝血酶原时间 INR 值调整用量。治疗期间还应严密观察口腔黏膜、鼻腔、皮下出血及大便隐血、血尿等，用药期间应避免不必要的手术操作，择期手术者应停药 7 天，急诊手术者需纠正 INR 值 ≤1.5，避免过度劳累和易致损伤的活动。

  4）若发生轻度出血，或凝血酶原时间已显著延长至正常的 2.5 倍以上，应立即减量或停药。严重出血可静注维生素 K_1 10 ~ 20mg，用以控制出血，必要时可输全血、血浆或凝血酶原复合物。

  5）对肝肾功能损害、严重高血压、凝血功能障碍伴有出血倾向、活动性溃疡、外伤、先兆流产、近期手术者禁用。

  6）妊娠期妇女禁用。

治疗篇

234. 房颤患者应该如何进行抗凝治疗

- 房颤患者的栓塞发生率较高。对于合并瓣膜病患者，需应用华法林抗凝。对于非瓣膜病患者，需使用 CHADS$_2$ 评分法对患者进行危险分层。CHADS$_2$ 评分法是根据患者是否有近期心力衰竭（1 分）、高血压（1 分）、年龄≥75 岁（1 分）、糖尿病（1 分）和血栓栓塞病史（2 分）确定房颤患者的危险分层。

- CHADS$_2$ 评分≥2 分的患者发生血栓栓塞危险性较高，应该接受华法林抗凝治疗。口服华法林，使凝血酶原时间国际标准比值（INR）维持在 2.0～3.0，能安全而有效预防脑卒中的发生。

- CHADS$_2$ 评分 = 1 分的患者可考虑华法林或阿司匹林（每日 100～300mg）治疗。

- CHADS$_2$ 评分 = 0 分的患者可以不需要抗凝治疗。

- 房颤持续不超过 48 小时，复律前无需做抗凝治疗。否则应在复律前接受 3 周的华法林治疗，待心律转复后继续治疗 3～4 周。或行食道超声心动图除外心房血栓后再行复律，复律后华法林抗凝 4 周。紧急复律治疗可选用静注肝素或皮下注射低分子肝素抗凝。

235. 房颤患者电复律前后应该如何使用抗心律失常药物

房颤复律及维持窦律的药物主要是离子通道阻滞剂，按其作用的特点可分为以下三类：IA 类：奎尼丁、丙吡胺、普鲁卡因胺。IC 类：氟卡尼、普罗帕酮、莫雷西嗪。Ⅲ 类：多非利特、索他洛尔、伊布利特、可达龙、决奈达龙。下面就几种常用药物做一下说明：

- IA 类中的奎尼丁是过去经常使用的老药，但由于可能引起尖端扭转型室速，近些年的临床使用减少了很多。

- IC 类药物中以普罗帕酮应用最多。

  普罗帕酮，转复成功率较高，临床可用于快速的转复。用法有以下两种：①静脉：1.5～2.0mg/kg，10～20 分钟，必要时重复 1～2 次，总量不超 300mg，起效快。②顿服：体重 <70kg，450mg/次；体重 >70kg，600mg/次。静脉转复成功率：阵发房颤 60%～87%，持续房颤 65%；顿服转复成功率：58%～94%。

- Ⅲ类药物目前使用得也较多。

  1）索他洛尔，用法：口服 80～120mg，一天两次，最大用到 960mg/d。但转复成功率较低，不能用于快速转复，更多时候用于维持节律，当其他药物维持效果比较差时，可用它来替代。

  2）胺碘酮禁忌证少，安全性较高，因此应用范围最广。用法：①静脉：3～7mg/kg 静推，1mg/（kg·min）维持 6 小时，然后 0.5mg/（kg·min）维持，24 小时总量不超过 1kg；②口服：负荷剂量 0.2g，每 8 小时一次，持续 1～2 周；维持剂量 0.1～0.2g，每天一次。转复成功率：阵发房颤 68%～100%；持续房颤 44%～48.5%。

  3）决奈达隆在控制房颤心室率、维持窦律、预防房颤复发、降低房颤患者的住院率及死亡率等有显效，但其总体疗效劣于胺碘酮。并且决奈达隆对于一些心功能不全，失代偿的患者，会增加患者死亡率。

  4）依布利特转复效果较好，是单纯的Ⅲ类抗心律失常药物，抑制 K⁺通道，延长 Q－T 间期。用法：1.0mg 静脉注射 10 分钟以上，15 分钟后可再 0.5～1.0mg。依布利特起效快，急性转复效果优于胺碘酮。

  总结：①IA/IC 类抗心律失常药物在预防房颤发作方面其效果和耐受性略逊于胺碘酮，但仍是治疗房颤的有效药物。由于存在不可耐受的副反应及致室性心律失常的危险性，要选择合适的治疗群体，用药后严密的监测。②胺碘酮用于房颤窦律的维持治疗，疗效优于Ⅰ类抗心律失常药物及索他洛尔等。应用范围广，对心脏相对安全，但心脏外副反应亦更多，例如肺纤维化，甲状腺问题，肝功能问题，过敏等。对于其他抗心律失常药物无效的房颤及伴有心衰、心肌缺血等情况的患者可选择胺碘酮，但是长期应用仍需谨慎。

236. 射频消融术可以治疗哪些心律失常

- 心脏射频消融术（catheterradiofrequency ablation）是将电极导管经静

脉或动脉血管送入心腔特定部位，释放射频电流导致局部心内膜及心内膜下心肌凝固性坏死，达到阻断快速心律失常异常传导束和起源点的介入性技术。经导管向心腔内导入的射频电流损伤范围在1～3mm，不会造成机体危害。射频消融术目前已经成为根治阵发性心动过速最有效的方法。

- 射频消融术可以治疗以下心律失常：

  1）预激综合征。

  2）房室结折返型心动过速。

  3）心房扑动。

  4）房性心动过速。

  5）室性期前收缩。

  6）室性心动过速。

  7）房颤。

237. 妊娠期妇女应该如何选用抗心律失常药物

- 几乎所有的抗心律失常药物都能通过胎盘进入胎儿体内，由于胎儿和新生儿的肝、肾等脏器尚未发育成熟，故抗心律失常药的毒副作用更易发生。因此，妊娠期妇女应用抗心律失常药物应非常谨慎。

- 与其他药物一样，在妊娠期的最初3个月内服用抗心律失常药物对胎儿的影响最大。已有报告：①奎尼丁可损害胎儿的听神经、前庭神经和引起早产；②丙吡胺可引起胎儿早产和体重降低；③利多卡因可损害胎儿的中枢神经系统；④苯妥英钠可引起胎儿乙内酰脲综合征（低宽鼻梁、腭裂等畸形和智力障碍）和胎儿出血；⑤普萘洛尔可引起胎儿窒息、早产、畸形；⑥胺碘酮可引起胎儿早产、甲状腺功能异常、心动过缓；⑦维拉帕米可引起胎儿过缓性心律失常等。

- 妊娠期妇女发生心律失常时，相对较为安全的抗心律失常药物有：普罗帕酮、氟卡尼、维拉帕米、洋地黄和腺苷等。

● 心力衰竭的患者的主要死因，除心力衰竭或恶化外，心律失常也是常见的主要原因，尤其是持续性室速、室扑、室颤，可引起心脏猝死。植入性心脏复律除颤器（ICD）对血流动力学不稳定的室扑/室颤患者立即实施复律/除颤，是处理这类患者的最有效手段，有效防止心脏猝死发生。此外，临床大量研究表明：射血分数（EF）＜35% 的心力衰竭患者植入 ICD，可以有效防止心脏猝死发生。ICD 作为逆转室扑、室颤的方法，明显优于药物治疗。

恶性心律失常的植入型心脏转复除颤器（ICD）治疗

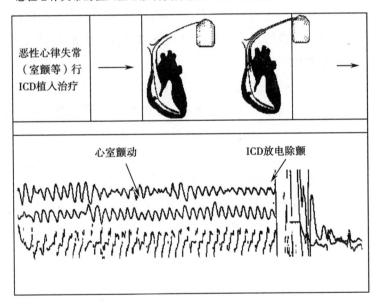

治疗篇

239. 心脏再同步化治疗对心衰的治疗效果如何

● 近年来，心力衰竭的治疗取得了巨大的进展，对那些药物治疗无效的心力衰竭而言，心脏再同步化治疗（CRT）是一种有别于左室辅助装置、心脏移植的新的器械治疗方法，是在传统的起搏治疗上，现已出现新的三腔起搏治疗方法——CRT 治疗，不仅可以提供房室顺序起搏，而且可达到心室同步收缩。CRT 治疗已经成为公认的伴有失同步证据的慢性收缩性心力衰竭的有效治疗措施。CRT 治疗的关键是检出最可能从再同步化治疗中获益的人群。右束支阻滞、缺血性心脏病、NYHA Ⅳ 级心力衰竭、慢性肾衰竭、糖尿病、窄 QRS 波、严重的二尖瓣反流和高龄都是 CRT 反应不佳的影响因素。

240. 目前还有哪些治疗心衰的新技术

- 随着经济水平的不断提高和社会老龄化，心血管病发病率不断攀升，心肌梗死及其继发的缺血性心脏病已成为人类健康的主要杀手之一。虽然传统的药物治疗、介入治疗和搭桥手术等方法的应用改善了缺血性心脏病患者的预后，但已无法挽救已经死亡的心肌细胞、逆转心室重塑及后续的心力衰竭。

- 目前，促进心肌损伤的修复和功能重建、提高缺血性心脏病、心力衰竭的疗效已成为全球性的难题。干细胞移植可促进缺血坏死局部心肌和血管再生，逐渐成为目前最有潜力的治疗手段之一。

- 近年来，随着心血管分子生物学的深入研究，认识到心力衰竭的本质是心肌组织细胞中的某些相关基因表达与调控异常，经转基因治疗可以延缓和纠正心肌组织的某些基因突变，有可能使心力衰竭治疗获得较大进展。通过转基因对引起心力衰竭的相关基因进行调补，有可能达到获得、替代或放大目标蛋白组、改善心功能的目的。

- 一些终末期的和难治性心力衰竭患者，会出现利尿剂抵抗，即使使用新型抗心力衰竭药，也无法达到满意的治疗效果，或出现新的药物安全性问题。连续性缓慢超滤已经被认为是急性心力衰竭患者的一个极具吸引力的治疗选项。

241. 急性病毒性心肌炎有哪些治疗措施

- 休息：急性期卧病休息，若出现心包炎、心绞痛及严重心律失常者，休息 3 个月以上；心脏扩大者最好休息半年至 1 年。心脏不大者，一般体力活动不受限制。

- 加强营养：补充能量和维生素。
- 并发症处理：心力衰竭时慎用洋地黄，注意低镁、低钾等；短程激素治疗后仍有房室传导阻滞或伴阿-斯综合征发作者，使用临时起搏器，窦性心律恢复并稳定后至少 1 周方可撤除。
- β 受体阻滞剂和扩血管药：它们可能对阻断或延缓病毒性心肌炎向扩张型心肌病转化有益。
- 近年来的临床验证表明：黄芪对病毒性心肌炎具有良好的治疗效果。目前，黄芪已被列入我国卫生行政部门制定的有关病毒性心肌炎常规治疗方案。

242. 哪些药物可以治疗心肌病

- 心肌病为一组原因不明的以心肌的非炎症性病变为主的心脏疾患。临床上以心脏肥大、心律失常、心力衰竭及血管栓塞为主要表现。心肌病的治疗主要是对症治疗加上心肌营养药物。
- 扩张型心肌病：扩张型心肌病早期，应用 β 受体阻滞剂、ACEI 或 ARB，可减缓心室重构及心肌进一步损伤，延缓病变发展。随病程进展，心室收缩功能进一步减低，并出现心力衰竭临床表现，按心力衰竭治疗，可以使用：ACEI、ARB、β 受体阻滞剂、盐皮质激素受体阻滞剂（包括依普利酮和螺内酯）、伊伐布雷定、洋地黄等。
- 肥厚型心肌病：避免应用洋地黄制剂、硝酸甘油、异丙肾上腺素等药物。针对流出道梗阻的药物主要有 β 受体阻滞剂和非二氢吡啶类钙通道阻滞剂；当出现充血性心力衰竭是需要急症处理，治疗药物包括 ACEI、ARB、β 受体阻滞剂、利尿剂、螺内酯等。针对房颤，使用胺碘酮能减少阵发性房颤发作，使用 β 受体阻滞剂控制心室率治疗持续性房颤。除非禁忌，一般需考虑口服抗凝药治疗。
- 限制型心肌病：原发性限制型心肌病无特异性治疗手段。利尿药和血管扩张药可缓解症状，但应注意小剂量使用，避免降低心室充盈而影响心排出量。钙通道阻滞药对改善心室顺应性可能有效。舒张功能损害明显者，在发生快速心房颤动时可应用洋地黄制剂改善心室充盈。有附壁血栓和已发生栓塞者，应加用抗凝及抗血小板制剂。

243. 哪些心肌病患者需要外科手术治疗

- 扩张型心肌病：扩张型心肌病患者常较年轻，若无其他系统疾病，心脏移植可延长生命，自环孢素应用于抗排异反应后，心脏移植的预后大为改观；动力心肌成形术是手术治疗扩张型心肌病终末期心力衰竭的有效方法之一；左心室缩容术切除部分扩大的左心室，同时对反流的二尖瓣进行修补，可减少左心室舒张末容量和压力，减轻左室负荷，改善心功能。

- 肥厚型心肌病：肥厚型心肌病患者压差 > 6.75kPa（50mmHg）的应予手术切除心肌，疗效优于起搏器治疗。外科手术仅适用于严重梗阻的患者、经内科正规治疗无效、心功能Ⅲ级以上者。

- 致心律失常性右室发育不全室速：外科手术治疗适用于药物治疗无效或效果不理想者。

- 心动过速性心肌病：目前外科手术治疗心动过速已不常用，但对于药物治疗和射频消融术失败的病例，仍可选择外科手术。

- 甲亢性心肌病：可行甲状腺次全切除术或[131]I 治疗。

244. 治疗心血管疾病的中成药有哪些

- 速效救心丸、麝香保心丸：
  此类药属于活血理气药，可以缓解冠心病的心绞痛，用于治疗胸闷、憋气，心前区疼痛，急性发作。可舌下含服 10 ~ 15 粒，一般在 5 分钟内心绞痛得到缓解。

- 苏合香丸：为传统名贵中成药，功能芳香开窍，理气止痛。每次 1 丸，日服 3 次，口含或嚼服。

- 通心络：有益气活血，通络止痛作用。用于冠心病心绞痛。证属心气虚乏、血瘀络阻者。口服，一次 2 ~ 4 粒，一日 3 次、4 周为一疗程，对轻度、中度心绞痛患者可一次 2 粒，一日 3 次；对较重度、重度患者可一次 4 粒，一日 3 次。

- 复方丹参滴丸：能活血化瘀，理气止痛。用于胸中憋闷、心绞痛。口服或舌下含服，一次 10 丸，一日 3 次，4 周为一个疗程；或遵医嘱。
- 地奥心血康胶囊：活血化瘀，行气止痛，扩张冠脉血管，改善心肌缺血。每次 1~2 粒，每日 3 次，饭后服用。
- 注射液：复方丹参注射液 20ml/次，每日 1~2 次，2~3 周为 1 疗程；参麦注射液 40ml/次，每日 1 次，7~14 天为 1 疗程；银杏达莫注射液 20~25ml/次，每日 1 次，10~15 天为 1 疗程；灯盏花注射液 12ml/次，每日 1 次；红花注射液 10~20ml/次，每日 1 次，15 天为 1 疗程。

245. 治疗心血管病的药茶验方有哪些

- 高血压的"药茶验方"：药茶疗法是指应用某些中药加工成茶剂，用于防治有关疾病的一种方法。药茶的剂型包括冲泡剂、袋泡剂、汁剂、煎煮剂，散形剂等。常用药茶验方包括：

  1）山楂菊花茶：山楂 10g、菊花 10g、茶叶 10g，用于高血压血压升高者。

  2）香蕉茶：香蕉 50g、茶叶 10g、蜂蜜少许，用于高血压血压升高者。

  3）银杏叶茶：银杏叶 5g、绿茶 10g，用于高血压血压升高者。

  4）菊楂决明饮：菊花 10g、生山楂 15g、决明子 15g，用于高血压血压升高者，对大便秘结者疗效佳。

  5）山楂二花茶：山楂 25g、银花 25g、菊花 25g，用于冠心病伴高血压和高血脂者。

  6）桑寄生 15g，每日 1 剂，水煎服；也可代茶饮。

  7）苦丁茶 10g、夏枯草 30g、野菊花 15g，每日 1 剂，水煎服。

  8）金银花 30g，菊花 30g，两药混匀，每日分 4 次用开水冲泡 10~15 分钟后当茶饮，冲泡 1 次后可弃掉另换。不可煎服，否则会破坏有效成分。一般轻、中度高血压病患者，服药 2 周后多可显效，第 3 周后只用金银花 9g、菊花 9g，分 2 次冲服，作维持量。

9）生花生壳 120g，水煎服，每日 1 剂，分 2 次服；或将生花生壳研为细粉，每日服 3 次，每次 2g。以上用法均以 20 日为一疗程。

10）夏枯草 30g、决明子 30g，每日 1 剂，水煎，分 2 次冲服，20 日为一疗程。

11）芹菜根 30g、尤葵 60g，每日 1 剂，水煎服。

12）鲜向日葵托 150g、芹菜根 120g，水煎成汁，早、晚分服。

13）黄瓜藤干品 50g（鲜晶加倍）、花生叶 40g，加水煎服，每日 3 次，代茶饮。

14）白菊花、草决明各 50g，夏枯草 120g，川芎 40g，共研细末，加入适量蜂蜜，做成药丸，每次 6~9g，每日 3 次。

15）西瓜翠衣 180g，决明子 80g，桑葚、桑叶各 40g，加水煎服，加入适量冰糖，浓缩成膏，每次 2 汤匙。每日 2 次。

16）藕节 3 个、荞麦叶 15g，加水煎成药汁，早、晚分服 7 日；或芹菜根 10 株、红枣 10 枚，水煎服，每日 1 剂，连服 2 周。

17）决明子 30g、海带 66cm，水煎服。

18）醋泡花生仁：适量生花生放入碗内，倒入好醋浸泡 7 天，每日早、晚各服 10 粒。除能治高血压外，还能防止动脉硬化性脑梗死。

19）山楂荷叶饮：山楂与荷叶各 15g，水煎代茶饮，每日 1 剂。除能治高血压外，还能降脂。

20）鲜樱桃叶煎剂：鲜樱桃叶 100g（干叶为 60g），水煎，早、晚分服。

21）葵花托枣汤：向日葵托 1 个、红枣 10 个，水煎，吃枣喝汤。既能降压，又能防止动脉硬化，有良效。

22）龟血冰糖饮：乌龟 3 只，取血炖冰糖，每日早晨服 1 次。用于治疗高血压伴肝肾亏损者。

23）元茶饮：元参 12g、苦丁茶 10g，煎服。用于阴虚阳亢型高血压。

● 冠心病的"药茶验方"：药茶疗法是指应用某些中药加工成茶剂，用于防治冠心病的一种方法。常用的药茶验方有：

1）山楂益母茶：山楂 30g、益母草 10g、茶叶 5g。用于冠心病心血淤阻者。

2）山楂菊花茶：山楂 10g、杭菊花 10g、茶叶 10g。用于冠心病血压升高者。

3）丹参茶：丹参 9g、绿茶 3g。有养血活血作用，用于冠心病瘀热痰阻者。

4）银杏叶茶：银杏叶 5g、绿茶 10g。有活血化瘀作用，用于冠心病血压升高者。

5）玉米须茶：山楂 50g、荠菜花 50g、玉米须 50g、茶树老根 50g。用于冠心病心衰者。

6）冠心袋泡茶：茉莉花 1.5g、川芎 6g、红花 1g、素馨花 6g、茶叶 15g。用于冠心病心绞痛者。

246. 服用药茶验方需要注意什么

- 应注意药茶验方的治疗效果是有限的，这种治疗作为辅助疗法，可增强体质、减轻症状和稳定病情，但不能替代药物治疗。
- 药茶验方治疗应因人而异，进行辨证选用。
- 选用药茶验方时应注意配伍禁忌。
- 选用药茶验方时应注意原发病。如冠心病患者宜低脂饮食；伴高血压和水肿者，应低盐饮食；糖尿病患者不宜过多进食糖和淀粉。

247. 治疗心血管病的药膳验方有哪些

- 可降血压的药膳验方：药膳疗法是指应用药物和具有药性的食物，烹调成菜肴以防治疾病的一种治疗方法。药膳烹调的方法包括炖、焖、煨、煮、炒、烧、炸、卤等。
  药膳的特点包括：①药膳的配伍应用以中医药理论为基础；②药膳的烹调制作以中国传统的烹饪技术为手段；③药膳是食疗和药疗的有机结合；④药膳疗法也是品味佳肴的过程；⑤药膳疗法便于家庭执行，适用范围广。
- 高血压药膳验方包括：

1）黑木耳羹：黑木耳 6g、白糖少许，用于治疗冠心病、高血压、高脂血症气滞血瘀者。

2）荸荠烧香菇：荸荠 250g、香菇 100g、调料适量，用于高血脂、高血压者。

3）荷叶肉：瘦猪肉 150g、米粉 50g、甜酱 15g、调料适量，用于冠心病高血压者。

● 冠心病的药膳验方：

1）加味桃仁粥：桃仁 20g、生地黄 30g、梗米 100g、桂心 10g、生姜 2 片。用于治疗冠心病心绞痛气滞血瘀血者。

2）黑木耳羹：黑木耳 6g、白糖少许。用于治疗冠心病、高血压、高脂血症气滞血瘀者。

3）猪肉炒山楂：猪肉 750g、山楂 250g、调料适量。用于冠心病心脾两虚者。

4）三七红枣鲫鱼汤：三七 15g、红枣 15 枚、鲫鱼 1 条、陈皮 5g。用于冠心病心绞痛或心律失常者。

5）薤白粥：薤白 10g、梗米 50g。用于冠心病心绞痛者。

6）桂心粥：桂心 1～2g、茯苓 10g、梗米 50～100g。用于冠心病心绞痛者。

7）何首乌粥：何首乌粉 25g、红枣 2 枚、梗米 50g、莲子粉 20g。用于冠心病心肾阴虚者。

248. 服用药膳验方需要注意什么

● 药膳降压的"八项注意"：
药膳疗法安全有效，易于接受，但在应用药膳疗法时，应注意下列问题：

1）应注意药膳的治疗效果是有限的，这种治疗作为辅助疗法，可增强体质、减轻症状和稳定病情，但不能替代药物治疗。

2）药膳治疗应因人而异，因时而异，进行辨证选用。

3）选用药膳时应注意配伍禁忌。如甘草、黄连、桔梗、乌梅忌猪肉；蜂蜜忌葱；白术忌大蒜；人参忌萝卜等。

4）选用药膳时应注意原发病。如高血压病患者宜低脂饮食；伴高血压和水肿者，应低盐饮食；糖尿病患者不宜过多进食糖和淀粉。

5）烹调药膳应注意卫生，做到食具清洁，药食原料应精选、洗净。

6）注意全面营养和膳食的多样化。

7）重视烹调技术和器皿。如对缺铁患者应选用铁锅；一般性药膳多用砂锅，尽可能不用铝锅或铜制容器。

8）严格掌握烹调火候和烹调时间长短。

● 冠心病药膳的注意事项：

1）应注意药膳的治疗效果是有限的，这种治疗作为辅助疗法，可增强体质、减轻症状和稳定病情，但不能替代药物治疗。

2）药膳治疗应因人而异，进行辨证选用。

3）选用药膳时应注意配伍禁忌。如甘草、黄连、桔梗、乌梅忌猪肉；薄荷忌鳖肉；茯苓忌醋；鳖血忌苋菜；鸡肉忌黄鳝；蜂蜜忌葱；白术忌大蒜；人参忌萝卜等。

4）选用药膳时应注意原发病。如冠心病患者宜低脂饮食；伴高血压和水肿者，应低盐饮食；糖尿病患者不宜过多进食糖和淀粉。

249. 药枕对治疗心血管病有何价值

● 药枕对降血压的帮助：药枕疗法是将一定的药物装入布袋充作枕芯以治疗疾病的方法。药枕即是借助人头部的一定穴位，并通过经络对人体气血阴阳、脏腑的生理功能产生一定影响。常采用一些辛凉芳香的药物，通过鼻闻，可达到平肝潜阳、静心安神、清脑明目、闻香治病的目的。此外，中药有效成分可通过头颈部的皮肤进入体内，起到疏通气血、调整阴阳、平肝降压的作用。

● 介绍几种治疗高血压的常用药枕：

● 单味药枕：

1）菊花枕：菊花香味很强，菊花枕放入房间中，房间里会充满香气，使人感到心情舒畅。菊花含有镇静作用的精油成分，这种精油可通过鼻、头部的皮肤进入体内，从而抑制神经兴奋，使人情绪稳定。用白菊花作枕芯，适用于健康人及肝火旺、头痛、头晕或患风火赤眼、虚烦及高血压病患者。

2）决明子枕：用中药草决明子，微炒出香味作枕芯，适用于健康人及肝火旺、头痛、头晕或患有便秘、目疾、高血压等患者。

- 多味药枕：

1）选用菊花、川芎、丹皮、白芷装枕，用于防治高血压。

2）选用晚蚕砂、磁石、川芎、白芍、生石膏、薄荷、桑叶、蔓荆子、石菖蒲、白芷、夏枯草等中药作为药枕。上述药物辛凉走窜，其香清透，对高血压有良好的治疗作用。

- 注意：要经常翻晒枕芯，一般一个药枕使用 1 个月就该换新药了。

250. 针灸对治疗心血管病有何价值

- 针灸疗法降血压：中医认为针灸疗法能够降血压主要是针刺能调节神经系统，改善心肌代谢，扩张小动脉，使血压下降；现代中西医结合研究表明，针灸可以改善微循环，降低血液黏度，改善血管外周阻力；国外研究亦证实，针灸疗法可使血清中肾上腺素、去甲肾上腺素水平降低。针刺对高血压有一定的降压效果，需客观、辨证看待其对高血压的疗效。如属症状性高血压，上述方法亦适用。如血压 200/120mmHg 以上者，针刺时不宜强刺激。

- 针灸辨证降压：

1）肝气郁结型高血压

主症：头痛眩晕，胸闷胁胀，情志抑郁，易怒，舌暗、苔薄，脉弦。

取穴：风池、内关、阳陵泉、太冲。

2）肝阳上亢型高血压

主症：头胀痛，眩晕，心烦易怒，面红耳赤，少寐口苦，舌红、苔黄，脉弦数。

取穴：百会、风池、曲池、阳陵泉、太冲、行间。

3）肝肾阴虚型高血压

主症：眩晕欲仆，头痛健忘，耳鸣失眠，咽干口燥，腰膝酸软，舌红少苔，脉弦细。

取穴：风池、肾俞、太溪、三阴交、太冲、石门、肝俞。

4）阴虚阳亢型高血压

主症：头胀痛，眩晕耳鸣，健忘少寐，面红口干，心烦易怒，腰
膝酸软，舌红、苔黄燥，脉弦细数。

取穴：百会、风池、曲池、太冲、行间、三阴交、太溪。

5）阴阳两虚型高血压

主症：头空痛，眩晕耳鸣，健忘少寐，乏力气短，心悸畏寒，面
浮肢肿，腰膝酸软，舌淡胖，脉沉细而弦。

取穴：风池、曲池、足三里、三阴交、太溪、太冲、气海（灸）、
关元（灸）。

6）痰浊上扰型高血压

主症：眩晕头重，头痛恶心，呕吐痰涎，食少多寐，胸闷心悸，或
肢体麻木，或突然昏仆，喉中痰鸣，舌苔厚腻，脉弦滑。

取穴：百会、曲池、风池、内关、乍隆、足三里、解溪、太冲、
人迎、中脘、内关。

7）瘀血阻络型高血压

主症：头重如针刺，眩晕健忘，心悸失眠，或胸闷，心痛时作如
针刺而痛处固定，舌青紫，脉弦涩。

取穴：曲池、内关、郄门、阴郄、足三里、三阴交、行间。
轻、中度高血压，用提插捻转之泻法；重度高血压，
用平补平泻法。每日 1 次或隔日 1 次，留针 20～30 分
钟，10 次为一个疗程。

- 针灸对冠心病治疗及注意事项

针灸作为中医的独特疗法，对冠心病防治的疗效是肯定的，它可改
善冠心病患者的冠脉循环和左心功能状态，提高心肌抗缺血性损伤
的能力，从而使心绞痛得以缓解。

注意点：

- 过于饥饿、疲劳、精神高度紧张者不宜针刺；体弱者刺激不宜过强，
并因平卧位治疗。

- 避开血管针刺，防止出血，有凝血功能障碍者，不宜针刺。

- 皮肤有感染、溃疡等部位不宜针刺。
- 防止气胸发生，防止损伤重要脏器。
- 防止晕针、滞针、弯针、断针。
- 防止血肿，一旦出现，可先冷敷止血，后予以热敷消肿。

251. 推拿对治疗心血管病有何价值

- 推拿治疗冠心病

  治疗冠心病的有效穴位及按摩手法简介如下：

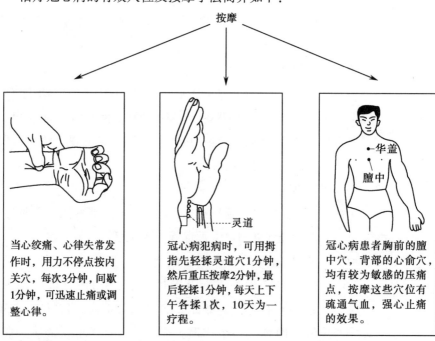

按摩

当心绞痛、心律失常发作时，用力不停点按内关穴，每次3分钟，间歇1分钟，可迅速止痛或调整心律。

冠心病犯病时，可用拇指先轻揉灵道穴1分钟，然后重压按摩2分钟，最后轻揉1分钟，每天上下午各揉1次，10天为一疗程。

冠心病患者胸前的膻中穴，背部的心俞穴，均有较为敏感的压痛点，按摩这些穴位有疏通气血，强心止痛的效果。

灵道

华盖

膻中

- 注意事项：

  推拿过程中随时注意患者对手法的反应，以便及时调整手法的刺激强度。

  心绞痛发作时手法不宜过重，以患者感到酸胀为度。

  急性心肌梗死或心衰时不宜进行推拿治疗。

- 推拿/按摩降压

  推拿或按摩是指患者自己或医生用手在患者特定体表部位或次位进行按、压、揉、推拿、摩等手法以达到治疗目的的方法。推拿疗法适用于缓进型高血压和第一、二期的高血压病患者；急进型和第四期高血压病患者，尤其是高血压危象者，则不列为推拿治疗适应证。

治疗原则：平肝潜阳，安神降浊。

常用穴位及部位：百会、印堂、风池、桥弓、率谷、曲池、丰隆、太冲、涌泉诸穴，及少腹、腰骶部。

常用手法：按法、揉法、抹法、拿法、扫散法、擦法等。

辨证治疗：有心悸失眠者，加指揉内关、神门、心俞、三阴交诸穴等1分钟；有气短、精神呆滞者，加摩少腹，指揉气海、关元5～10分钟。

推拿治疗高血压应注意下列情况：①在推拿过程中随时注意患者对手法的反应，以便及时调整手法刺激强度；②心绞痛发作时，患者应平卧休息，推拿手法不宜过重，以患者感到酸胀为度，若手法太重，则可加重心绞痛症状；③高血压急诊或心衰发作期不宜推拿治疗。

252. 刮痧对治疗心血管病有何价值

- 刮痧对高血压的作用：刮痧疗法是用光滑的硬物器具在人体特定部位，进行反复的刮、挤、捏、刺等物理刺激，造成皮肤表面瘀血点、瘀斑或点状出血，通过刺激全表脉络，以改善人体的血液流通状况。刮痧器具包括刮痧板、瓷汤匙、小酒杯等。

- 刮痧部位

  1）刮拭经络：颈部与背部的督脉、足太阳经。

  2）刮拭腧穴：印堂、人迎、风池、曲泽、曲池、合谷、太冲、丰隆。

- 刮痧方法

  1）患者取端坐位，用干净毛巾蘸肥皂液在施术处揩擦，再以少许植物油或凡士林涂抹脊背部，然后用边缘光滑的陶瓷器片（如汤匙）等作为刮治工具，用泻法点状刮拭印堂、人迎、风池穴，至"痧痕"显现。

  2）患者取俯坐位或俯卧位，暴露所需刮治部位，医生手持操作工具蘸麻油或清水等，用泻法线状刮拭颈部与背部的督脉（由上而下）、足太阳经（由下而上），至"痧痕"显现。

3）患者取端坐位或仰卧位，在上肢和下肢的施术部位抹上麻油或清水等，用泻法点状刮拭曲泽、曲池、合谷、太冲、丰隆穴，至"痧痕"显现。

4）每一施术部位施术时间约 10 分钟，7 次为一疗程。通常每日施术 1 次。症状轻微者可隔日 1 次，血压偏高、症状明显者可每日 2 次。至症状消失一般需 1~4 个疗程。血压趋正常后可停止施术。以后偶尔出现血压升高时，可以补法刮拭 1~2 次。

● 刮痧对冠心病的作用：刮痧可调节肌肉的收缩和舒张，使组织间压力得到调节，以促进刮拭组织周围的血液循环。增加组织流量，从而起到"活血化瘀"、"祛瘀生新"的作用。有利于冠心病的临床症状稍有缓解，但是其不能待遇临床的治疗。

253. 拔罐对治疗心血管病有何价值

● 拔罐疗法可降压：拔罐疗法是以罐为工具，利用燃烧排空气体，造成负压，使罐吸附于放置部位，产生强热刺激并造成瘀血现象的一种疗法。该法具有温经通络、祛湿散寒、行气活血、消肿止痛等作用。一般留罐 10 分钟左右，待局部皮肤充血、瘀血呈紫红色时即可取罐，每日 1 次，10 日为 1 疗程。

拔罐治疗高血压的取穴方法：大椎、灵台、心俞、肝俞、脾俞、肾俞。

拔罐疗法的注意事项包括：①取舒适体位，根据不同部位选择相应口径的火罐，选择部位要求肌肉丰满、富有弹性、无毛发、无骨骼凹凸不平等，以防掉罐。拔罐动作要做到稳、准、快。②皮肤有溃疡、水肿及有大血管部位，不宜拔罐；高热者不宜拔罐；孕妇的腹部和腰骶部也不宜拔罐。③损伤后出血不止或有凝血功能障碍者不宜拔罐。④如出现轻度烫伤、小水疱则不必处理，可自行吸收；如水疱大、有积液者可消毒后抽液、并涂上龙胆紫，以纱布包扎，保护创口；皮肤有较大破损者可请皮肤科和整形外科医生会诊。

- 气功降压：气功是我国特有的一种健身术，通过身形、气息、意念的锻炼，以充实肺腑之气，活跃经络之气，从而达到改善体质，防病治病的目的，其主要特点是强调调身、调息、调心的有机结合。

- 气功的流派很多，可分为静功、动功两类，都以调身、调息、调心为基本要素。治疗高血压的常用气功疗法包括：①周天运行功；②松静养心功；③吐纳导引术：④铜钟功。全日休息者，可任选上述疗法中的 1 种，每日早晨、上午、下午、晚上各练 1 次功，共 4 次，每次20～30分钟，后可延至 40～60 分钟；工作人员可每日早晚各练功 1 次。

- 气功治疗高血压应注意下列问题：①运动量不可过大，可根据病情、年龄、身体素质的不同选择相应的功法和时间；②提倡集体练功，既可相互照顾，又可利于医生的观察和指导；③练功要循序渐进，功量由小到大，不可急于求成；④练功过程中的最高心率不得超过 120 次/分，注意练功前后的血压和心率变化；⑤保持心态平和，做好练功前的准备工作，包括环境、衣着等；⑥练功时间不宜过长，应随身携带急救盒，若出现胸闷、气促、心绞痛等症状，应立即中止练功，并含服硝酸甘油，必要时去医院进一步诊治；⑦高血压急诊未恢复者、心衰、严重心律失常或心绞痛反复发作者不宜练功；⑧不宜在饥饿、饱餐和情绪不稳定时练功；⑨正确掌握练功要领：松静自然、动静结合、练养相兼、意气相依、准确活泼、循序渐进；⑩反对迷信，不信邪教邪功。

治疗篇

预防康复与自我管理篇

255. 心血管病是否可以被预测

- 心血管系统是人体重要系统之一。心血管系统健康状况的好坏，直接影响到全身各个系统的健康。如何凭自我感觉对自我的心血管系统健康状况作出初步的判断。

- 不妨回答下面8个问题，如果答案是肯定的，说明心血管系统健康良好。

  1) 面色是否红润光泽？

  2) 视力是否敏锐？

  3) 在冷天或夜间，感到手指、脚趾温暖吗？

  4) 面对困难有勇气和智慧战胜它吗？

  5) 四肢灵活轻快吗？

  6) 在日常工作中，头脑清醒、思维敏捷吗？

  7) 血压正常吗？

  8) 如果已经步入老年，精神状态和记忆力良好吗？

- 对下面7个问题的答案如果是肯定的，那么心血管系统健康状况就比较差，将对现在或将来的身体产生不良影响。

  1) 是否感到非常疲劳和四肢无力？

  2) 你感到心烦意乱吗？

  3) 你感到头晕目眩吗？

  4) 你感到视物模糊吗？

  5) 在轻微活动之后，你常抽筋吗？

6）你的血压高吗？

7）是否过早地出现了衰老现象？

256. 心血管病患者预后怎么样

● 冠心病的预后与临床表现并不平行，临床医生有时很难判断。一般认为：

1）心绞痛患者每年死亡率为 1% ~ 4%；冠状动脉 3 支病变或主干病变伴有左室射血分数显著下降者，每年均死亡率为 10% ~ 15%；行冠状动脉旁路移植后，年死亡率下降至 5%；不稳定型心绞痛患者急性心肌梗死和心源性猝死的发生率为 10% ~ 15%；变异型心绞痛者 3 ~ 6 个月内发生急性心肌梗死和心源性猝死的概率在 10% 以上。

2）休息时心电图和血压正常的心绞痛患者年死亡率为 2%；休息时心电图和血压异常的心绞痛患者年死亡率为 8%。

3）反复心绞痛发作且有性质变化（疼痛加剧等）或休息时出现心绞痛者，3 个月内发生心肌梗死的概率为 16%，死亡率为 20%；新发的不稳定型心绞痛 3 个月内发生心肌梗死的概率为 2%，死亡率为 10%。

4）约有 1/3 旁路移植后的患者在术后 5 ~ 10 年移植的血管又发生粥样硬化病变。

5）年龄越轻预后越好；心肌缺血和坏死的范围越大预后越差；单纯冠状动脉痉挛者预后良好；左室射血分数 <30% 者预后差；冠心病并发高血压及糖尿病预后较差；心脏扩大者预后差；并发症越多则预后越差；并发心脏性休克者死亡率在 50% 以上。

● 尽管冠心病的预后中有一定的死亡率和急性心肌梗死发生率，但冠心病患者通过以下几方面努力是可以长寿的。

1）避免过度劳累，适当进行体力活动。

2）消除危险因素，合理安排饮食。

3）按照医生的运动处方进行适当的锻炼，以促进侧支循环的形成。

4）学会自我控制，保持情绪稳定。

- 高血压往往与肥胖、血脂、血糖异常并存，应定期监测血脂、血糖变化。长期高血压者可引起肾功能减退，应定期进行尿常规及肾功能检查。

- 扩张型心肌病病程不一，常在 30～50 岁时发现症状，一旦出现心衰，则预后差。

  1）对预后影响好的因素：①原发病因及促发因素可去除者，如高血压、贫血、甲状腺功能亢进、维生素 B_1 缺乏；②诱发因素是暂时性的，可自发终止或可治者，如肺炎、妊娠、体力劳动或情绪激动、心律失常、传导阻滞、高血容量；③早期由常规检查、心电图、X 线检查发现者，或偶在早期因血栓栓塞而发现者；④心脏肥大；⑤心功能轻度损害；⑥心肌活检只有轻微组织异常变化者；⑦年轻；⑧女性。

  2）预后不良者决定于下列因素：①年龄 >55 岁；②心胸比例 >0.55；③心脏指数（CI）<3；④左室舒张末压（LVEDP）>3kPa；⑤右室功能减低，顽固性心衰；⑥左心室容量/心肌重量 >1 或左室内径/室壁厚度 >4；⑦心电图出现左束支传导阻滞（LBBB）、低电压、异常 Q 波及房颤/快速性心律失常者，约 25%～45% 发生猝死；⑧EF <20%（<10% 者存活常仅 6 个月）；⑨血浆去甲肾上腺素、心钠素及肾上腺素活性增加，心肌活检示细胞变小或纤维化；⑩室壁变薄 <0.9cm。

- 心力衰竭是各种心血管病发展的终末阶段，病情凶险，死亡率高，如不能早期识别，及时处理，往往预后不佳，进入老年以后，由于全身各系统脏器老化，功能减退，神经反应迟钝，加上多种疾病并存，彼此相互干扰，使得老年人心力衰竭症状多不典型，临床表现多样化，使之很难确诊。随着人口老龄化和生活方式的改变，心力衰竭患病率还将会持续增加。

什么是心脏康复的五大处方

- 运动处方：相关的研究已经明确，心力衰竭患者可以进行运动锻炼，并且运动锻炼的潜在益处超过风险。心力衰竭患者进行长期的运动锻炼会带来显著的生理学益处，有可能延缓心力衰竭症状的病理生理进展。

1）运动种类：选择走路、踏车之类的有氧运动。

2）运动时间：30~60分钟，包括热身运动、整理运动时间，针对体力衰弱的慢性心力衰竭患者，建议延长热身运动时间，通常为10~15分钟，真正运动时间为20~30分钟。

3）运动频率：每周3~5次为最佳。

- 营养处方

1）在平衡膳食的基础上，控制总能量的摄入，尽量保持理想体重。

2）食物多样，谷类为主，粗细搭配，每天尽量保证50~75g杂粮。

3）保证充足的优质蛋白的摄入。每天适量食用鱼、瘦肉、蛋清、低脂奶或脱脂奶。

4）控制饱和脂肪酸和胆固醇的摄入。尽量减少食用肥肉、荤油、奶油、动物内脏，尽量不用椰子油和棕榈油。每天烹调油用量控制在20~25g。

5）控制反式脂肪酸的摄入。尽量少吃反复高温煎炸的食物，少喝咖啡、奶茶等。

6）在烹调油中尽量保证橄榄油、芥花油、菜籽油、亚麻籽油占有一定比例，每周食用2次鱼类。

7）保证充足的膳食纤维的摄入，尽量从蔬菜、水果和全谷类食物中摄取。

8）保证充足的维生素、矿物质等微量元素的摄入。

9）控制钠的摄入量，每天食盐量不超过6g。

10）如果由于身体原因，不能保证均衡膳食纤维的摄入，可以在营养师等专业人员的指导下适当选择医用食品作为补充。

- 药物处方

1）关于治疗心力衰竭患者合并焦虑治疗的研究非常少。国外研究报道抗焦虑治疗使心率变异性提高后，自主神经稳定性增加，可减少心律失常与猝死的发生。在焦虑抑郁共病的治疗用药方面，目前以抗抑郁药和焦虑药合用的报道居多，且认为虽对共病患者起效较慢、疗效更长，但积极治疗能获得好的疗效。基于现有的资料，选择性 5- 羟色胺再摄取抑制类药物可作为治疗焦虑抑郁共病的一线用药。

2）中医根据不同症状和疾病的不同阶段，进行"辨证论治"，治则疏肝，方药为柴胡安心胶囊；成药有"冠心静"，效果较佳。

- 心理处方

1）是治疗各种抑郁症基础疗法与首选疗法。对于轻型抑郁症，适宜的心理治疗常可使患者病情明显缓解，甚至可以避免药物治疗。

2）心理治疗法的目的在于减轻患者的心理压力，增进患者的环境/社会适应性，从而缓解抑郁情绪并减少因此所致的心血管损害。这些疗法的专业要求较高，故需心理/精神专业人员与心脏科医生协作完成。

- 戒烟处方

1）心理干预和行为支持：戒烟药物处方同时临床医生仍需对戒烟提供强有效的心理干预和行为支持。

2）药物治疗：依据尼古丁依赖量表，提示戒烟过程易复吸，需要借用戒烟药物辅助治疗。

3）戒断症状的识别和处理：戒断症状包括戒烟后出现的烦躁不安、易怒、焦虑、情绪低落、注意力不集中、失眠和心率减低等。戒烟随访中临床医生需要特别注意戒断症状的识别与处理。

4）随访和复吸的处理：随访是戒烟干预的重要内容。

258. 家人发生心血管病应该怎么办

- 患者发生心绞痛或心肌梗死应怎么办？

患者自己如遇心绞痛或心梗发作时应注意以下几点：

1）停止工作和活动，不要走动，原地休息，可含服硝酸甘油。

2）避免紧张情绪，保持镇静，最好闭目养神，用鼻孔呼吸，必要时可口服 5mg 地西泮。

3）设法与 120 急救中心或附近医疗单位取得联系。

4）在转送医院的过程中，应尽量放松，不可主动用力。

- 家属如遇家人发生心绞痛或心梗时应注意：

1）坚持"就地抢救"原则，根据情况可使用一些抢救药物。

2）迅速与120急救中心或附近医疗单位联系。

3）给患者含服硝酸甘油片，有条件的要先给吸氧。观察心率、心律、脉搏、呼吸等生命体征。

4）安慰患者，使其放松。

5）具备下列条件者可转送到医院进行进一步诊治：

  – 患者安静，心绞痛不明显。

  – 血压稳定、呼吸正常。

  – 心率 60～100 次/分，无心律失常。

  – 使用有监护和抢救设备的救护车。

  – 应事先通知医院做好准备工作。

- 心力衰竭患者加重怎么办？

1）监控并识别症状和体征。

2）每日记录体重并识别体重快速增加，知道如何和何时通知保健提供者。

3）在呼吸困难或水肿或 3 日内体重突然意外增加 >2kg 的情况下，患者可随时调整药物剂量和（或）咨询相关专业人员。

259. 心血管病患者随身和家庭应准备什么

- 高血压病患者应选择几种药物随身携带，晚上睡眠时应放在床边，应随手可取以备急用。药物包括硝酸甘油或消心痛、合心爽、阿替洛尔、地西泮和心痛定等，也可携带速效救心丸或复方冠心丹参滴丸等中成药。另外应随身携带 1 张应急保健卡片，其内容应包括姓名、年龄、工作单位、住址及电话、子女的联系电话、既往病史、用药情况、药物过敏史、医疗单位、挂号及病历号等。

- 高血压病患者家庭应准备：

1）急救备用药物：①硝酸甘油或消心痛片 10～20 片，注意硝酸甘油是否过期；②心痛定 10～20 片，血压过高时可舌下含服 1 片；③地西泮片 10 片或针剂 1～2 支，心绞痛患者烦躁不安、精神紧张时可肌注 10mg；④哌替啶 1～2 支，心绞痛严重，含服硝酸甘油不能缓解时，或发生急性左心衰时，可肌注 50~100mg；⑤阿托品 2~4 支，当出现严重心动过缓、血压降低时，可肌注 0.5~1.0mg；⑥利多卡因 2g，当高血压病患者出现室性心律失常时，可肌注或静推 50~100mg。

2）常用小器械：①2~5ml 注射器各 2 个；②PVP 碘液或 75% 酒精 1 小瓶及棉签或棉球；③体温表 1 只；④血压计 1 只；⑤听诊器 1 只。

● 冠心病心绞痛发作时常需中止工作或活动，休息数分钟后方可缓解，严重者或反复发作者则需药物治疗。冠心病患者平素应选择几种随身携带药物，晚上睡眠时应放在床边，随手可取以备急用。药物包括硝酸甘油或硝酸异山梨酯、地尔硫䓬、阿替洛尔、地西泮和硝苯地平等，也可携带速效救心丸或复方丹参滴丸等中成药。另外应随身携带 1 张应急保健卡片，其内容包括姓名、年龄、工作单位、住址及电话、子女的联系电话、既往病史、用药情况、药物过敏史、医疗单位、挂号证及病历号等。

● 冠心病患者的家庭应准备：
1）急救备用药物
   – 硝酸甘油或硝酸异山梨酯 10~20 片，注意：硝酸甘油瓶打开 6 个月后必须更换。没有打开过的硝酸甘油每年更换一次。
   – 硝苯地平 10~20 片。血压过高时舌下含服 1 片。
   – 美托洛尔或阿替洛尔 10 片。
   – 地西泮片 10 片，镇静、抗焦虑作用。
   – 阿托品片 10 片。当出现严重心动过缓、血压降低时，可肌注 0.5~1.0mg。
   – 阿司匹林片 10 片，抗血小板药物。
2）常用小器械
   – 体温表 1 只。
   – 血压计 1 只。
   – 听诊器 1 只。
   – 家里常备有氧气袋。

● 心力衰竭急性发作时会突发严重的呼吸困难，呼吸频率可达 30~40

次/分，强迫体位，面色灰白、发绀、大汗、烦躁，同时频繁咳嗽，咳粉红色泡沫痰，极重者可因脑缺氧而导致神志模糊。家属应掌握相关的急救知识和常用的家庭备用药物，维护患者的生命安全。

1）立即拨打"120"急救电话，协助患者取端坐位，身体前倾，双腿下垂，四肢轮流扎止血带，以减少静脉回流，减轻心脏负担，缓解呼吸困难。

2）开窗通风，解开过紧的衣领及腰带，清理痰液，保持呼吸道通畅。有条件者立即使用家庭吸氧装置给予高浓度吸氧或氧气袋加压给氧。

3）可给予呋塞米 10 片，快速利尿，减轻心脏负担。硝酸甘油和硝酸异山梨酯各 10 片，改善心肌供血。

4）家庭地址和家用电话要常备注，以备患者及时获得医疗救护。

260. 心血管病患者入院后应注意什么

- 急性心肌梗死患者住院后，须卧床休息、心电监护和血流动力学监测。急性心肌梗死患者入院后应注意：
  1）睡硬板床，平卧，吸氧。
  2）保持环境安静，消除患者的紧张情绪，避免刺激，必要时可服镇静剂或注射止痛剂（疼痛剧烈时）。
  3）不能大声说话及用力咳嗽、翻身、大小便，不可强行自己活动，根据医嘱早期康复。
  4）饮食应清淡，少量多餐，每日可分 4～6 餐，不可饱餐。
- 高血压病患者入院后应注意什么？
  1）合理治疗：①平稳有效降压；②保护靶器官免受损害；③兼顾其他危险因子的治疗。
  2）防治措施：①增强健康意识，培养健康行为；②采用简便有效、安全价廉的药物；③控制其他危险因素：患者应做到控制吸烟和饮酒，控制体重，坚持适当运动，保持心情平和愉快。
  3）保持环境安静，消除患者的紧张情绪，避免刺激。
  4）饮食应清淡，少量多餐，每日可分 4～6 餐，不可饱餐。

- 心律失常患者入院后注意什么？

  1）正确对待，心胸开阔。不要因为患了心律失常而忧心忡忡。只要早发现、早治疗，心律失常并非不能控制。

  2）积极治疗原发病，遵医嘱按时服药。

  3）合理安排休息与活动：心律失常患者应减少劳累，保证睡眠充足，并适当地进行锻炼；只有严重心律失常、心功能极差的患者，才应长期卧床休息。

  4）保持情绪稳定：情绪急剧激动或情绪过度忧虑，都可引起心律失常。

  5）随季节、气候变化调节生活起居，采取措施预防感冒，以免加重病情。

  6）注意合理安排饮食：宜清淡，少辛辣；不宜暴饮暴食；少饮浓茶、咖啡、冷饮等；戒烟、酒是预防心律失常的重要一环。

261. 心血管病患者为何不能长期卧床

- 急性心梗患者为何不宜长期卧床？

  1）影响呼吸功能，使肺通气功能降低，易致局限性肺不张和肺炎，也可造成压疮并发感染。

  2）使机体的抵抗力下降，容易引起真菌、病毒感染或二重感染。

  3）发病后卧床 3 周以上，体力活动量将下降 20% ~ 25%，心搏量也降至最低水平，最大氧耗量从 5L/min 降至 3.5L/min 以下。

  4）卧床 7 ~ 10 天后，血容量可减少 700 ~ 800ml，从而可致直立性低血压和反射性心动过速。

  5）长期卧床可致消化不良，胃肠道蠕动减少，出现腹胀、便秘、食欲下降等，便秘对急性心梗患者来说是极危险的，用力屏气排便可致心衰出现或心衰加重、猝死、室壁瘤形成、心脏破裂和严重心律失常。

  6）长期卧床使血容量减少、血黏度增高，加之下肢活动减少，故易致下肢和肺血管血栓形成或栓塞。

  7）长期卧床可致废用型肌肉萎缩、骨质疏松、关节僵硬固定等。

8）长期卧床可致患者心智活动减退、精神压抑，以致发生性格变异和痴呆等。

- 高血压病患者为何不宜长期卧床？

    1）肌肉萎缩：长期卧床不活动会引起肌肉萎缩，要是下地不方便，家人可以帮忙活动活动上下肢，按摩。

    2）血栓：不仅是高血压患者，所有长期卧床的患者因为活动量减少，血液黏稠度较高，都可能出现下肢静脉血栓，要是栓子脱落，落入肺、脑，那都是致命的。

    3）压疮：要是一直保持一个姿势躺着或坐着，与床面接触的部位容易得褥疮，要不定时的翻身。一般 2～3 个小时就要换姿势。

    4）痰阻塞气道：长期卧床的患者，尤其是年纪大的患者，一般痰较多不易咳出，一直咳嗽会引起高血压病患者血压的进一步升高，所以要经常拍背。要把痰咳出来。

    5）中风：还要保持大便通畅，用力解大便的时候血压会升高，容易引起中风。男性患者还要看看是不是有前列腺增生，排尿困难同样会引起血压升高。

- 心律失常患者为何不宜长期卧床？

    1）心律失常患者如果长期卧床会让患者容易产生抑郁情绪，不利于患者病情的好转，甚者会加重。

    2）心律失常患者常会伴有血流动力学改变，如果长期卧床会加重血栓的形成，如血管堵塞、肺梗死和中风等一系列的并发症。

262. 探视心血管病患者应注意什么

- 急性心梗患者住院初期，家属和亲朋好友应配合医生的治疗和抢救，严格限制探视患者，目的是保证患者有足够的精神调养和体力休息，另一个目的是有利于医生的临床工作。心血管病患者探视或陪护人员应注意下列问题：

    1）不要把忧伤和焦虑的情感在患者面前表现出来，以免使患者感到恐惧和不安，从而使病情加重。

    2）不要与患者谈及易激动、兴奋或生气的事情和话题，以免患者因情绪波动而病情加重。

3）注意谈话的艺术性，多安慰患者。

4）与患者的谈话时间不宜过长。

5）从家里带来的食品，应经医护人员允许后方可给患者食用，不可让患者多吃、快吃。

6）可给患者带一束鲜花（花粉过敏者除外），或让患者听一些轻快、欢快的音乐，或给患者谈一点有意义的书，但应注意时间不宜过长。

7）久别重逢的亲朋好友应特别注意，千万不能让患者过于疲劳和持续兴奋状态，否则有可能导致患者加重。

8）出院前一天也应特别注意患者的情绪变化，因为临床上常有患者在出院前的晚上发生意外。

263. 心血管病患者出院后如何进行家庭康复

- 高血压的"家庭康复"
  1）高血压病患者出院后家庭康复中应注意：①按医嘱坚持系统的治疗，包括定时服药等；②不滥用药物，老年人用药应"少而精"；③定期到医院复查，了解疾病的动态变化，及时调整用药；④适度的体育锻炼，运动量由小到大，循序渐进；⑤力所能及地帮助家人干家务，不能过度劳累；⑥戒烟，不喝酒或少喝酒；⑦饮食安排合理，营养搭配恰当，不可饱餐，应保持大便通畅；⑧记录病情变化，学会一些基本的自我护理技术，如测脉搏、量血压等。

  2）高血压病患者的家属在其出院后的家庭康复中应注意：①帮助患者按时服药、定期复诊；②了解患者的思想状况，消除其恐惧和不安情绪，保证足够的睡眠时间和平静的生活；③安排合理饮食；④安排适当的锻炼项目和运动量；⑤帮助患者控制易患因素，包括高脂血症、糖尿病、肥胖等；⑥注意发现高血压的一些并发症，如心律失常、心衰等。

- 心梗患者的"家庭康复"

1）按医嘱坚持系统的治疗，包括定时服药等。

2）不滥用药物，老年人用药应"少而精"。

3）定期到医院复查，了解疾病的动态变化，及时调整用药。

4）适度的体育锻炼，运动量由小到大，循序渐进。

5）力所能及地帮助家人干家务，不能过度劳累。

6）戒烟，不喝酒或少喝酒。

7）饮食安排合理，营养搭配恰当，不可饱餐，应保持大便通畅。

8）记录病情变化，学会一些基本的自我护理技术，如测脉搏、量血压等。

- 心梗患者的家属在其出院后的家庭康复中应注意：

1）帮助患者按时服药、定期复诊。

2）了解患者的思想状况，消除其恐惧和不安情绪，保证足够的睡眠时间和平静的生活。

3）合理安排饮食。

4）适当安排锻炼项目和运动量。

5）帮助患者控制易患因素，包括高血压、高脂血症、糖尿病、肥胖等。

6）注意发现冠心病的一些并发症，如心律失常、心衰等。

7）预防和治疗心绞痛发作。

- 心力衰竭患者出院后如何进行家庭康复？

心衰患者适当的运动则能提高运动耐量，长期坚持运动可减少交感神经活性。运动康复方案的实施建议分3阶段：

1）第一阶段：在心电图、血压等监护下进行，多在医院完成，也可以远程监护。

2）第二阶段：须在医务人员指导下进行，包括对运动康复知识的培训、指导，疾病知识的培训，让患者了解依从性的重要性，可以在医院里进行。

3）第三阶段：为家庭运动计划。如果成功地完成了前两阶段运动训练，而不出任何负面事件，这时安全性已经建立，则可给予其继续的家庭计划，医生给予电话随访或患者进行门诊随访。

- 许多心梗患者的梗死面积并不大，无明显并发症，基本上可康复到病前的心功能状态，这些患者在心梗后 2~3 个月就可以开始恢复轻微工作。即使有的心梗患者梗死面积大、有并发症出现，只要恢复正常，病情稳定和无心绞痛等不适症状，半年后仍可参加一些社会活动和适当的工作。心梗患者何时可以参加工作，主要取决于病情的严重程度和康复情况。心梗患者参加工作后应注意下列问题：

  1）不可一开始全日工作，可先半日工作制，做好充分的思想和体力上的准备和适应工作。

  2）根据病情选择不同的工作，避免重体力劳动，如搬运、推拉重物和高空作业，也不能长期从事精神紧张的工作，如驾驶汽车等。必要时应请求调换工作。

  3）禁止参加对抗性体育比赛和其他一些易造成紧张心理的活动。

  4）量力而行，劳逸结合，可间歇性放松身心。如工作中出现心悸、胸痛、气促、冷汗、恶心等症状，应立即停止工作，必要时赴医院诊治。

  5）上班工作时应随身携带必需的药物以备急用。

  6）定期门诊检查，以掌握病情的动态变化。

  7）避免加班加点工作，不能空腹或饥饿或饱餐状态下进行工作。

  8）上班应避开高峰时间，乘车时应坐在座位上，不可蹲着或站着，不能挤车或追赶汽车。

- 心衰患者康复后可以进行轻体力工作，工作时间不宜过长，注意休息。

- 心律失常患者康复后可以正常工作，但药物要遵医嘱按时服用，尽量避免诱发心律失常的因素。

- 冠心病患者如何选择低脂饮食？

预防康复与自我管理篇

冠心病患者应进低脂饮食，可食用瘦肉、鱼类和奶类等低胆固醇食物，最好不吃动物内脏、肥肉、鱼子、蟹黄等饱和脂肪和胆固醇含量高的食物，每天胆固醇摄入量应控制在 300mg 以下。含反式脂肪酸较多的食物，如人造黄油、起酥类食品，有明显增加高脂血症的危险，应尽量少吃。平时宜适量摄入海鱼、鱼油类食物，这些食物富含 ε-3 多不饱和脂肪酸，有保护血管内皮细胞、减少脂质沉积等功能。鸡蛋对冠心病的影响，主要是蛋黄中的胆固醇，1 个鸡蛋约含 250mg 胆固醇；健康人每天增加 1 个鸡蛋，不影响血胆固醇；事实上适量吃鸡蛋有益无害，但不宜多吃。

- 冠心病患者应如何控制体重？

1）肥胖有增加冠心病发病的趋势。通过调整饮食结构，减少热量摄入，通过运动增加热量消耗。

2）控制饮食：是指在满足机体需要的情况下，避免摄入过多热量。每人每天热卡的正常需要量为：轻体力劳动者 30kcal/kg 体重；中等体力劳动或脑力劳动者 35～40kcal/kg 体重；重体力劳动者 45～70kcal/kg 体重。当已有明显肥胖时，饮食热卡应较正常量减少 30%～50%。

3）调整合理的饮食成分结构：使蛋白质、脂肪和碳水化合物比例平衡。总热卡的 10%～15% 应来自蛋白质，其中一半应该是动物蛋白；15%～30% 由脂肪提供，其中绝大部分应当是植物油；其他 50%～60% 的热量由碳水化合物提供，但是注意限制精糖摄入。选择低能量食物，如水果、蔬菜、鱼类、豆制品等。

4）选择适宜的烹调方法：多用蒸、炖、煮、拌，避免煎、炸。

5）增强体育锻炼，选择有氧运动形式：规律性的体育锻炼，如散步、慢跑、骑自行车或游泳等，每周锻炼 3～5 次，每次 30 分钟左右。

6）做家务也可增加能量消耗，减轻体重。

266. 心血管病患者应怎样进行心理调护

- 心梗患者心理调护

1）支持性心理治疗：以解释、鼓励、安慰、保证和暗示等方法进行治疗。有计划地使患者了解：①何谓冠心病、心肌梗死；②易患因素及控制方法；③早期康复训练的意义及具体计划；④怎样预防复发，并使其正确认识自身当前状态，振作精神与疾病斗争，建立社会复归的信心。

2）环境布置舒适。

3）正确使用镇静、安眠药物。

4）向家属交待病情、诊疗计划和预后。

5）文体活动：病情允许应尽早地听收音机、阅读报刊、杂志，以减少孤独感。病情继续好转后可根据爱好，参加文体活动。

6）生物反馈疗法：使患者身体、精神全面放松。加强心理诱导，使向正常转化。

7）行为矫治：对着急、持续的时间紧迫感和无端的敌意，进行耐心地矫治，要持之以恒。此外尚有音乐疗法、心理疏泄法、暗示疗法、认知调整法、领悟疗法等。

● 高血压的心理调护

高血压病患者应有一个良好的心理健康状态。高血压病患者在日常生活中进行适当的心理调护，包括：

1）应对高血压有一个正确的认识，如高血压的病因、危险因素、发病机制、危害及目前的诊疗手段，另外，还包括如何预防高血压等。

2）生活应有规律性，应注意劳逸结合，生活上应保持平淡、从容的态度，事业上应保持乐观、向上的态度。

3）认识自我，量力而行，积极参加适合自己的文化娱乐活动，如练书法、学绘画、种花、养鸟、垂钓、听音乐等。

4）加强体育锻炼，如气功、散步、慢跑、打太极拳等，可根据自身病情、体质等情况选择锻炼项目。

5）医护人员和家属应了解住院内高血压病患者的多种需要，包括心理需要等：①被尊重的需要；②适应陌生环境的需要；③获得信息的需要，包括了解住院生活制度的信息、了解如何安排治疗的信息、了解病情进展和预后的信息等；④安全的需要等。

● 心衰患者心理调护

心衰患者更多出现的是抑郁症，对于轻型抑郁症，适宜的心理治疗常可使患者病情明显缓解，甚至可以避免药物治疗。心理调护的目的在于减轻患者的心理压力，增进患者的环境/社会的适应性，从而可以缓解因抑郁情绪所致的心血管损害。重型抑郁症则需要给予药物辅助治疗。

267. 如何调护起搏器或支架植入患者

● 如何调护植入起搏器的冠心病患者？

植入永久性起搏器的冠心病患者应注意下列事项：

1）继续常规服用冠心病相关药物。

2）起搏器的一般寿命为 6～8 年，应定期进行门诊随访，测试起搏器各项参数，查心电图或 24 小时动态心电图。

3）电击和外科手术时的电刀可对起搏器产生影响，应事先向医生说明。

4）应远离磁场区（雷达站、电台和电视中转发射站），忌做磁共振（MR）检查和使用电神经肌肉刺激器，如为磁共振兼容起搏器，行 MR 前应与心内科医生联系。

5）移动电话应距离起搏器 22cm 以上，尽可能用对侧上肢接听手机、电话等。

6）不能用力向上、向后挥动植入侧上肢。

7）在洗澡时不能用毛巾用力擦洗起搏器植入处。

8）一般的工作环境不会影响起搏器工作，包括复印机、电脑等。

9）一般的家用电器也不会影响起搏器工作，包括电吹风、电剃须刀、电视机、电冰箱、吸尘器、电烤箱等。

10）正常步速穿过商店、机场等使用金属探测器或防盗系统的拱门，避免在附近徘徊。乘飞机前应向机场安全人员出示起搏器植入证明。

11）应记住起搏器的植入时间和型号。

12）出现下例情况应及时与医生联系：
疲劳、呼吸短促、心率改变。

伤口发红、发热、肿胀，更加疼痛或开始有分泌物。

出现植入前症状。

- 支架植入患者护理

  1）防止血栓栓塞：患者必须常规使用联合抗血小板治疗，在开始阶段必须每1~2周到门诊复查血常规，防止血栓形成。

  2）严格控制冠心病的诱发因素：坚持做好降血脂、维持正常体重、控血压、戒烟、控制好血糖等基本工作。

  3）养成良好生活习惯：作息规律，不劳累过度，保证充足睡眠；注意控制自己的情绪，保持乐观的生活态度；注意饮食清淡，多吃富含维生素C的水果和绿色蔬菜；根据自己的实际情况进行锻炼，如散步，做广播体操等。

  4）坚持服用抗动脉粥样硬化药物：植入支架不等于冠心病完全治愈，冠状动脉粥样硬化是冠心病的根本原因，只能通过坚持服用抗动脉粥样硬化的药物，如他汀、阿司匹林，才能减少冠脉狭窄复发。

268. 怎样预防中风的发生

- 中风虽然发病急骤，来势凶猛，但也不是不可预防的。根据中风发生的规律，血压得到满意控制的患者，脑出血的危险性下降90%。

- 消除一切危险诱因：情绪激动、过度疲劳、用力过猛、大量饮酒等可使血压突然急剧升高或显著波动，易导致脑出血，应特别注意避免。

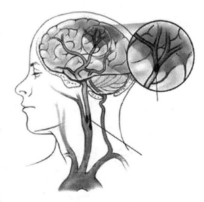

- 重视中风的先兆征象：高血压病患者如出现与平时不同的感觉，如剧烈头痛、头晕、肢体麻木、视物模糊等症状，要立即到医院去诊治，不可拖延。

- 对中风高危患者采取重点预防措施：年龄在40岁以上的高血压病患

者，如合并有动脉硬化、心脏扩大、心律失常、糖尿病、高脂血症，以及已经有过"小中风"（一过性脑缺血）发作史或有高血压中风家族史的患者，属于中风的高危人群，应定期进行检查并给以相应治疗。

269. 怎样预防老年人猝死

- 猝死是指在 6 小时内非外伤或事故所致突然死亡。发病 1 小时内死亡者，绝大部分为心脏性猝死。预防老年人猝死应注意以下几方面：
  1）加强心血管病预防知识的宣传，提高全民的医学基础知识，按照冠心病一级、二级和三级预防要求进行冠心病的防治工作。
  2）普及心肺复苏知识，传授简单的复苏操作技术。
  3）老年人自身应注意避免过度劳累和激动；避免暴饮暴食；避免受凉；避免有烟环境和戒烟等。
  4）对下列患者应给予适当的药物治疗或植入式心脏复律除颤器（ICD）治疗：曾有室颤发作史者；有阵发性室速，心绞痛时出现室早，患者丧失工作能力者；急性心肌梗死 6 个月内发生频发室早或不稳定型心绞痛，或患者处于应激状态（如亲人去世等）同时伴有频发室早者；心力衰竭（左室射血分数＜35%）的患者。

270. 对猝死患者如何进行紧急救护

- 心脏性猝死是指由于心脏病发作而导致的出乎意料的突然死亡。心脏性猝死的直接原因是心脏骤停，心脏骤停后 4 分钟即可出现脑组织不可逆的损害，10 分钟就可出现脑死亡。
- 对于心跳呼吸骤停的患者，心肺复苏成功与否的关键是时间。抢救生命的黄金时间是 4 分钟，现场及时开展有效的抢救非常重要。
- 心肺复苏的步骤包括：
  ▲步骤一：判断意识。轻拍患者肩膀，高声呼喊："喂，你怎么了！"
  ▲步骤二：高声呼救。"快来人啊，有人晕倒了，快拨打 120 急

救电话。"

▲步骤三：将患者翻成仰卧姿势，放在坚硬的平面上。

▲步骤四：打开气道。成人：用仰头举颏法打开气道，使下颌角与耳垂连线垂直于地面（90°）。

▲步骤五：判断呼吸

一看：看胸部有无起伏。

二听：听有无呼吸声。

三感觉：感觉有无呼出气流拂面。

重点提示：判断呼吸的时间不能少于5秒。

▲步骤六：口对口人工呼吸

家属将放在患者前额的手的拇指、食指捏紧伤病员的鼻翼，吸一口气，用双唇包严伤病员口唇，缓慢持续将气体吹入。

吹气时间为1秒以上。

吹气量700～1100ml（吹气时，患者胸部隆起即可，避免过度通气），吹气频率为12次/分钟（每5秒吹一次）。正常成人的呼吸频率为12～16次/分。

▲步骤七：胸外心脏按压

按压部位：胸部正中两乳连接水平。

按压方法：

①用右手中指沿患者一侧肋弓向上滑行至两侧肋弓交界处，食指、中指并拢排列，左掌根紧贴食指置于患者胸部。

②家属双手掌根同向重叠，十指相扣，掌心翘起，手指离开胸壁，双臂伸直，上半身前倾，以髋关节为支点，垂直向下、用力、有节奏地按压。

③按压与放松的时间相等，下压深度4～5cm，放松时保证胸壁完全复位，按压频率不少于100次/分。

重要提示：按压与通气之比为30:2，做5个循环后可以观察一下患者的呼吸和脉搏。

- 心肺复苏有效指征：

  ❖ 患者面色、口唇由苍白、青紫变红润。

  ❖ 恢复自主呼吸及脉搏搏动。

- ❖ 眼球活动，手足抽动，呻吟。
- ❖ 复原（侧卧）位，心肺复苏成功后或无意识但恢复呼吸及心跳的伤病员，将其翻转为复原（侧卧）位。

271. 怎样进行高血压的一级预防

- 所谓高血压的一级预防就是发病前期的预防，对已有高血压危险因素存在但尚未发生高血压的个体或人群的预防，这是最积极的预防方法。对个人来说，主要是防止高血压的发病或减少患病机会。对人群来说，主要是降低发病率。
- 人群一级预防的策略为"不吸烟、少吃盐、合理膳食、经常运动"。大多数学者公认高血压是一种多源性疾病，包括遗传和环境条件等因素。从环境条件方面来看，摄取过多热量引起超重以及高钠低钾饮食是两个主要外因。
- 下列措施可能有助于预防或减少高血压的发生：
  1）改进膳食结构：①限盐；②增加钾；③增加钙；④增加优质蛋白质；⑤保持脂肪酸的良好比例。
  2）防止超重和肥胖，同时参加体育活动。
  3）减少饮酒或戒酒。
  4）从儿童时期开始预防高血压。
  5）其他：应用"松弛"方法，如练气功、瑜伽，保持愉快乐观的情绪等。

272. 怎样进行高血压的二级预防

- 高血压的二级预防是指对已发生高血压的患者进行系统的、有计划的、全面的治疗，以防止其病情加重或产生并发症。
- 二级预防包括对高血压的合理治疗和防治措施。
  1）合理治疗：①平稳有效降压；②保护靶器官免受损害；③兼顾其他危险因子的治疗。
  2）防治措施：①增强健康意识，培养健康行为；②采用简便有效、安全价廉的药物；③控制其他危险因素：患者应做到控制吸烟和饮酒，控制体重，坚持适当运动，保持心情平和愉快。

273. 高血压病患者出现意外应如何自救

- 高血压病患者在血压突然升高时，首先应保持情绪镇定，不要惊慌失措。如果是在野外，应转移到阴凉处坐下或躺下，使上身和头部抬起，以免血液过多流向头部。必要时可用浸冷水的毛巾敷于头部，或用 40～45℃ 的温水浸泡腿脚 20～30 分钟，使血压稳定下来。也可以按摩头部，即用两手大小鱼际按住头部两侧揉动，由太阳穴揉到风池穴。然后，以双手掌心贴在胸部，作缓慢地深呼吸，并向下抚摸到小腹部。接着，捏手掌心，先用左手大拇指按于右掌心，并从手掌心至指尖。如果有速效降压药（舌下静脉吸收药），可立即含服。经 1～2 分钟后自测血压仍未下降，或头痛、头昏，出现恶心、呕吐等，应立即到医院就诊。

- 突然半身不遂：口眼歪斜、半身不遂，是高血压病患者尤其是伴有脑动脉硬化者很容易出现的一种紧急情况，常常是脑出血、脑血栓、脑栓塞的主要表现之一。如不及时治疗，可危及患者生命。急性期应在发病当地抢救，不宜长途运送及过多搬动，以免加重。应将头部抬高 30°，注意保持呼吸道通畅，随时吸除口腔分泌物或呕吐物，适当给以吸氧。在发病后的 4 小时内，每小时测 1 次血压、脉搏，观察神态、呼吸、瞳孔，直到病情稳定为止。

- 突然呼吸困难：急进型或严重高血压病患者，由于心脏负荷过重，排血受阻，可引起急性左心衰竭的症状。患者在呼吸困难的同时可有频繁咳嗽，常咳出泡沫痰，伴烦躁不安、面色灰白、口唇青紫、大汗淋漓，严重时可咳出大量粉红色泡沫痰。

- 如在家中出现上述紧急情况，家人要注意以下几点：①立即使患者取坐位或半卧位，双腿下垂，以减少静脉回心血量，减轻心、肺负担；②吸氧，以改善肺通气状况；③送往医院急救。

274. 高血压前期患者如何自我管理

- 高血压前期亦称临界高血压、边缘性高血压，是指血压水平界于正常血压和高血压之间的状态，这是一个过渡值范围。一般是指收缩压波动在 120~139mmHg，或舒张压在 80~90mmHg 内，可间歇在正常范围内，无心、脑、肾等重要脏器的器质性病变。

- 临界高血压的临床表现包括头痛、头晕、疲乏等，部分患者可无明显症状，仅在体检时发现血压偏高。

- 临界高血压属于过渡阶段，如处理不当可造成血压继续升高。处于临界高血压的患者应密切观察血压变化，并积极寻找血压升高的原因，如情绪紧张、劳累、吸烟、自主神经功能紊乱等。偶然测量一次血压高于正常，临床医生不能诊断为临界高血压，患者也不必紧张，可间断性观察血压变化。

- 临界高血压并不完全转变为高血压病患者，部分患者的血压可逐渐恢复正常，有的临界高血压病患者可以数十年仅有轻度血压升高，而不出现严重的靶器官损害。

- 临界高血压的治疗应主要针对病因，同时应采取非药物治疗手段，如生活方式的改善（戒烟、锻炼、限钠等）和保持精神愉快等。临界高血压不急于使用药物治疗，应首先明确是否确定为高血压。

275. 高危人群如何早期发现冠心病

- 早期发现、早期诊断、早期治疗对冠心病的疗效和预后都具有重要的意义。在日常生活中若出现下列现象时，应提高警惕，及时就医，40 岁以上的人尤其应注意。

1）精神紧张时突然出现胸骨后或左胸部疼痛，伴有出汗，或疼痛放射至左肩、手臂、颈部等，持续时间约 3~5 分钟，休息后自行缓解者。

2）饱餐、寒冷、情绪紧张激动时，如观看恐怖片，感到胸闷、心悸、胸痛者。

3）性生活或用力排便时出现心悸、气促、胸痛等不适感觉者。

4）体力劳动或活动时出现心悸、气促、疲劳等症状，休息后可自行缓解者。

5）听到噪声时感到心悸、胸闷者。

6）夜间睡眠枕头低时，感到憋气而需要高枕卧位者。

7）熟睡或噩梦过程中突然惊醒，感到心悸、胸闷、气促而需要坐起后才好转者。

8）长期反复发作的左肩痛、牙痛、头痛、下肢痛、颈部痛等，经一般治疗不能缓解者。

9）反复出现心律不齐、心动过速或心动过缓等心律失常表现者。

276. 怎样进行冠心病的一级预防

- 冠心病一级预防即防发病，主要是控制危险因素、降低发病率。这种冠心病危险因素干预包括针对全人群和高危人群两种预防策略。全人群预防是通过改变与冠心病危险因素有关的生活行为方式、社会结构和经济因素等，以期降低人群中危险因素的平均值；高危人群预防是指针对有 1 个或 1 个以上冠心病危险因素的特定人群，降低其危险因素水平，有效地控制冠心病的发生。

- 冠心病的一级预防应从儿童开始：
  - 积极预防儿童肥胖。
  - 重视儿童饮食中钙的含量。
  - 预防高血压。
  - 控制儿童和青少年烟民。

- 冠心病的一级预防内容包括：
  1）控制高血压：①降低钠盐摄入量，人类理想的食盐摄入标准为每日 5g。每日食盐摄入减少 5g，平均舒张压可降低 4mmHg；②忌多量饮酒；③对高血压病患者应进行长期正规的降压治疗。
  2）防治高血脂，降低人群血脂水平：降低胆固醇并保持适当水平，主要依靠倡导合理的膳食，在饮食结构上保持我国传统的低脂肪、多蔬菜、素食为主的优点，并努力改变低蛋白、低钙和高盐的缺点，应在医生指导下采用药物和非药物治疗措施，努力将胆固醇控制在理想的水平。

3）合理饮食结构及热量摄入，避免超重和肥胖；提倡饮用硬水，软水地区应补钙和镁。

4）积极治疗糖尿病。

5）避免长期精神紧张及过分激动。

6）积极参加体育锻炼：每人可根据自己的特点选择 1～2 项有益的体育锻炼项目，长期坚持锻炼。

7）戒烟：我国有 3.5 亿吸烟大军，戒烟是一项难度很大的复杂社会工程。在公共场所建立无烟区；深入持久地开展有害健康的宣传教育：在中小学生中开展反对吸烟教育禁止青少年吸烟。

277. 怎样进行冠心病的二级预防

- 冠心病的二级预防是指对已患有冠心病的患者，采取有效的措施以防止动脉粥样硬化的进一步发展，针对再梗死和猝死的一些易患因素加以防范。其内容可概括为三个 "ABCDE"。

- 传统的两个 "ABCDE" 为：

2A：血管紧张素转换酶抑制剂（ACEI）/阿司匹林（Aspirin）。

2B：β 受体阻滞剂（β-blocker）/控制血压（Blood pressure control）。

2C：戒烟（Cigarette quitting）/降胆固醇（Cholesterol-lowering）。

2D：合理饮食（Diet）/控制糖尿病（Diabetes control）。

2E：运动（Exercise）/教育（Education）。

- 有学者提出第三个 "ABCDE" 与上述两个同等重要。

A：血管紧张素受体抑制剂（ARB），适用于 ACEI 治疗禁忌或不能耐受者。

B：体重指数控制（BMI control），使 BMI 维持在 18.5～24.9，腰围 <90cm。

C：中医药（Chinese medicine），包括活血化瘀类中药或中成药，如冠心丹参滴丸等。

D：复合维生素（Decavitamin），包括叶酸、维生素 B_{12} 等。

E：情绪（Emotion）。

278. 怎样进行冠心病的三级预防

- 冠心病的三级预防是指对不稳定型心绞痛和急性心肌梗死的患者，采取积极有效的治疗措施，防止并发症的发生，包括心脏破裂、栓塞、心衰、严重心律失常、室壁瘤等，以期提高患者的生存质量并降低死亡率。
- 三级预防的另一层含义是对冠心病在药物治疗中防治药源性疾病，防止药物的不良副作用，尤其是防止肝、肾功能损害，防止猝死发生。不稳定型心绞痛和急性心肌梗死多由粥样硬化斑块破裂、血栓完全或不完全堵塞血管所致。
- 因此，除二级预防中的强化治疗外，需采取抗凝、溶栓治疗，如肝素、尿激酶等，以及休息、吸氧、彻底止痛等一般治疗，根据病情选择经皮冠状动脉介入治疗或急诊冠状动脉旁路移植术。

279. 如何预防心肌梗死的诱发因素

- 冠状动脉粥样硬化是心肌梗死的内因，而诱发因素所致的冠状动脉粥样硬化斑块破裂则是心肌梗死的外因。急性心肌梗死的可能诱因有：
  1）休克、脱水、出血、外科手术等，使冠状动脉灌注量严重不足。
  2）严重心律失常导致血流动力学障碍。
  3）重体力劳动、情绪波动、血压不稳等使心脏负荷加重，体内儿茶酚胺分泌增加，心肌需氧量则相应增加。
  4）进食多量脂肪后，血黏度增高，血流缓慢，血小板易聚集而致血栓形成。
  5）睡眠时迷走神经张力增高，易使冠状动脉产生严重持久的痉挛。
  6）用力排便或搬运重物等使腹内压增加，心脏负荷加重。
  7）天气骤变或冷、热刺激等。
- 预防诱发因素的方法是：

1）按医嘱服用二级预防的药物，如阿司匹林、β 受体阻滞剂等。

2）应避免剧烈的体力活动和情绪过度波动。

3）注意保暖，防止受凉。

4）应注意脱水、出血、休克等情况的发生，外科手术前应请心内科医生会诊。

5）有效控制心律失常和高血压。

6）合理安排膳食，避免暴饮暴食，坚持低脂、低盐饮食等。

7）保持大便通畅，注意日常生活规律有序。

280. 怎样预防心肌梗死的发生

- 预防心肌梗死的发生必须坚持冠心病的一、二级预防措施，同时，在日常生活中还应注意以下几点：

  1）对于冠心病高危人群来说，应禁止搬抬重物，尽量少做一些与屏气有关的动作。保持大便通畅。

  2）放松身心，愉快生活，保持平和心态。适当参加体育运动，避免剧烈的对抗性动作。

  3）不可饱餐，不可在饱餐或饥饿的情况下洗澡。洗澡时的水温应与体温相近，且洗澡时间不宜过长，冠心病较严重的患者应在家人帮助下洗澡。

  4）注意气候变化，注意保温，防止受凉，特别是季节交替、天气变化大的时节。

  5）注意心肌梗死的先兆症状，如突然明显加重的心绞痛；胸痛性质改变且服硝酸甘油无效；胸痛伴出汗、恶心、呕吐或明显心动过缓；心绞痛时出现心衰，或使原有心衰加重；心电图出现 ST-T 特征性改变；老年患者出现不明原因的心律失常、心衰、休克、呼吸困难或晕厥等。

281. 怎样预防心肌再梗死

- 再梗死是冠心病心肌梗死患者高病死率的原因之一，国外大样本研究证实，再梗死的发生率约 10%～20%，而且再梗死易在前一次梗死后第一年内发生。再梗死患者容易发生心力衰竭或心脏性休克，易发生猝死。同时再梗死次数愈多，间隔时间愈短，病死率也愈高。因此，防止再梗死对降低心肌梗死存活者的病死率和改善长期预后有重要意义。

- 首先，注意识别那些容易发生再梗死的高危患者，防止再梗死的重要环节。多支冠状动脉血管病变和左冠状动脉主干病变患者再梗死的几率明显增高。梗死后心绞痛为预示容易再梗死的危险因素，其发生再梗死的危险是无梗死后心绞痛者的 2.5 倍。高血压、血脂异常、情绪激动、糖尿病、吸烟、代谢综合征、女性等均是再梗死的高危因素。

- 其次，需在医生指导下坚持二级预防中的 3 个 "ABCDE"。同时避免心脏事件发作的诱因，如饱餐、大量饮酒、过劳、精神紧张、情绪激动、突然的寒冷刺激等。

- 只要认真改变生活方式，坚持运动，合理饮食，减肥，戒烟，选择有循证医学证据的药物，及时发现和充分控制高血压、血脂异常和糖代谢异常，可有效预防再梗死。

282. 怎样才能早期发现老年人心肌梗死

- 老年人如出现下述症状时，应高度怀疑心肌梗死的可能：

  1）出现难以形容的胸背部或上腹部不适。

  2）无明显诱因情况下出现胸闷、阵发性呼吸困难、不能平卧、剧烈咳嗽、咳血性泡沫样痰或白色痰。

  3）突然出现面色苍白、出冷汗等危重疾病表现。

  4）原有高血压者，近期发生原因不明的血压下降，特别是收缩压降至 12kPa（90mmHg）以下，常提示心肌可能出现损伤而致收缩无力。

  5）糖尿病患者出现昏迷，应警惕是否合并有心肌梗死。

  6）半夜突然惊醒，醒后出冷汗、乏力、呼吸急促等。

  7）在慢性支气管炎基础上，突发胸闷、气促加重，而不能用肺部感染解释者。

  8）患者突然出现神志不清、晕厥、抽搐等症状。

- 心律失常分为快速性心律失常和慢性心律失常，依据其形成的病因，治疗的方式有所不同。

  1) 心源性疾病因素：各种器质性心脏病引起心律失常是最常见的原因，治疗可以从治疗心脏病下手，包括射频消融和药物治疗等。

  2) 非心源性内科系统性疾病：①呼吸系统疾病；②消化系统疾病；③神经系统疾病；④内分泌系统疾病；⑤血液系统疾病；⑥泌尿系统疾病。这些并不是因为心脏自己的原因，所以治疗这些原发疾病自然可以缓解心律失常的发生，如果这些疾病引起了心脏的器质性改变，就需要从两方面开始治疗。

  3) 医源性因素：①药物不良反应或中毒；②介入性心脏疾患诊断和治疗；③内镜检查；④围术期与麻醉；⑤血液透析；⑥伪差性心律失常。这类心律失可以不采用特殊的治疗，撤出诱因就可以有所缓解。

  4) 日常生活：①运动；②情绪激动；③睡眠；④饮茶；⑤吸烟和酗酒；⑥特殊体位与动作：如卧立位、咳嗽等，这些一般不采取特殊治疗。

284. 哪些心律失常需要干预和积极治疗

抗心律失常的治疗包括药物治疗和器械、外科治疗。给予心律失常患者长期药物治疗之前，因先了解心律失常发生的原因、基础心脏病变及其严重程度和有无可纠正的诱因，如心肌缺血、电解质紊乱、甲状腺机能异常或抗心律失常药物的致心律失常作用。目前应用的抗心律失常药物中，有些能迅速终止心律失常的发作；有些显著减少心动过速的复发，从而减轻患者的症状；有些药物则通过减少心律失常而改善患者的预后。

正确合理使用抗心律失常药物的原则包括：①首先注意基础心脏病的治疗以及病因和诱因的纠正。②注意掌握抗心律失常药物的适应证，并非所有心律失常均需应用抗心律失常药物，只有直接导致明显的症状或血流动力学障碍或具有引起致命危险的恶性心律失常时才需要针对心律失常的治疗，包括选择抗心律失常的药物。众多无明显症状无明显预后意义的心律失常，如期前收缩、短阵的非持续性心动过速、心率不快的心房颤动、Ⅰ度或Ⅱ度文氏阻滞，一般不需要抗心律失常药物治疗。③注意抗心律失常药物的不良反应，包括对心功能的影响，致心律失常作用和对全身其他脏器与系统的不良作用。

心律失常的器械和外科治疗包括：心脏电复律，用于影响血液动力学的恶性心律失常，也可用于房颤的复律治疗；植入性心脏转复除颤器，多用于恶性心律失常的Ⅰ级和Ⅱ级预防；心脏起搏治疗，用于缓慢性心律失常如病窦综合征和房室传导阻滞；导管射频消融治疗快速性心律失常和快速性心律失常的外科治疗。

285. 如何预防心衰的发生

- 心衰的预防就是要从全民健康促进和健康教育着手，构建健康的社会环境，倡导健康的、文明的生活方式。

  1）戒烟。

  2）饮食的干预和控制肥胖。在日常饮食中，要减少总的脂肪、饱和脂肪、类脂、反式脂肪酸、高半胱氨酸、钠、过量的热量，并增加膳食中的纤维、抗氧化剂、叶酸、维生素 B_6 等，这将会降低心血管病发生的风险。

  3）锻炼。

  4）社会心理的危险因素。减少应激、抑郁、愤怒/敌意、A 型行为和焦虑等危险因素。

  5）即已患病的患者采取及时、有效的治疗措施，防止疾病进一步恶化和发生严重的并发症。可以进行康复治疗和提高生活质量。如控制心肺的感染、抑制心肌收缩和保钠的药物。

286. 运动锻炼对心衰患者的益处

  1）可以提高心衰患者的心肺功能和运动耐量。

  2）神经激素的激活和调节。有规律的运动锻炼可以减少交感神经和神经激素活性，增加迷走神经紧张及改善应变能力。

3）对内在骨骼肌性质的作用。骨骼肌结构和功能的改变与心力衰竭患者的运动耐受不良有关，而运动锻炼可以改善这一症状。

4）对循环中炎性因子的作用。心衰患者进行强度为最大心率的60%～80%，为期12周的运动锻炼，可以降低血浆炎性细胞因子的水平，减少其对心衰患者机体的危害。

5）改善患者血管的内皮功能，增加肌肉的血供。

6）提高患者的生存率和生活质量。

287. 对心力衰竭患者如何进行护理

- 慢性心衰患者的护理

1）给氧，一般给予患者低流量2～4L/min吸氧。

2）减少机体的耗氧，减轻心脏负担，协助患者取舒适体位，限制活动量。

3）限制水和钠的摄入，重症心力衰竭患者每日摄水量为500ml，心衰患者食盐摄入量控制在5g以下。

4）补充营养，给予低盐、低脂、低热量、高蛋白、高维生素、高纤维素清淡易消化食物，改善患者的营养状况。

- 急性心衰患者的护理

1）体位：协助患者取坐位或半卧位，双腿下垂，以减少静脉回流，减轻心脏负荷。

2）给氧：给予高流量鼻导管吸氧，6～8L/min。

3）心理护理：控制情绪，积极配合治疗，建立病情会尽快好转的信念。

288. 如何预防肥厚型心肌病患者发生猝死

- 预防肥厚型心肌病患者发生猝死的措施包括：

1）加强生活指导。

2）药物治疗：对无症状者是否需药物治疗意见尚不一致。有学者认为，对症状轻微或无症状者，预防性应用β受体阻滞剂或钙拮抗剂能否延缓疾病进展及猝死发生尚无定论，小剂量胺碘酮可改善预后，大剂量则否。对高危患者应加强治疗，β受体阻滞剂及钙拮抗剂能改善自觉症状，一般要求达到最大耐受剂量。钙拮抗剂选用合心爽、维拉帕米。不用短效的硝苯地平。钙拮抗剂有时会诱发房颤，因此左房内径大于 40mm 者慎用，有人主张首选 β 受体阻滞剂。

289. 急性病毒性心肌炎的转归

● 急性病毒性心肌炎 80% 能痊愈，5%～20% 可遗留心脏扩大及心电图异常而致慢性心肌炎或后遗症，小于 5% 的患者因急性心力衰竭、严重心律失常或心脏性休克而死亡。急性病毒性心肌炎转归见下图：

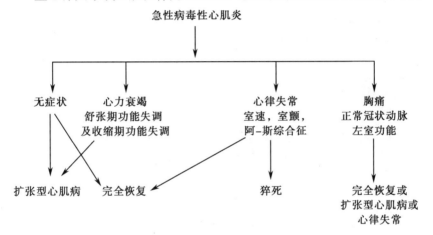

290. 如何预防围生期心肌病

● 本病确切的病因未明，而致病因素较多，不易治疗，预防显得很重要。
  1）加强锻炼和运动，注意劳逸结合，适当的增加营养，增强体质，提高抗病能力。
  2）加强产前检查和孕期卫生宣传，及早发现和治疗妊娠高血压；注意孕期卫生，预防产褥和产后感染。
  3）加强计划生育工作的宣传与管理，患过围生期心肌病者应绝育。

291. 如何选择血压计

● 常用血压计有水银柱式血压计（汞柱式血压计、袖带血压计）、气压表式血压和电子血压计三种。

- 最好选用水银柱血压计，因为其准确性和可靠性较高。使用时水银必须足量，使用完毕后一定将开关关好，勿使水银漏出。测压者应受过合格的培训。

- 气压表式血压计（又称无液测压计）的准确度不如水银柱式血压计，一般要 6 个月与水银柱式血压计校准一次。

- 电子血压计比较轻巧，携带、操作方便，若能正确使用，应该与传统的水银柱血压计一样准确。但受条件影响较大，如周围噪声、袖带移动及摩擦等因素影响，所测得血压与实际血压有误差，因此，必须经常与水银柱式血压计校准。

- 袖带式最好，腕式次之，指套式最不推荐。

292. 如何测量血压

- 安静环境休息 5 ~ 10 分钟，采取仰卧位或坐位。

- 被测的上肢（一般为右上肢）裸露，肘部应与心脏同一水平，上臂伸直并轻度外展。

- 袖带气囊部分对准肱动脉，紧贴皮肤缚于上臂，袖带下缘应距肘弯横纹上 2 ~ 3cm。

- 检查者先于肘窝处触知肱动脉搏动，再将听诊器胸件置于肘窝处肱动脉上，轻压听诊器胸件与皮肤密接，不可压得太重，不得与袖带接触，更不可塞在袖带下。

- 向袖带内充气，边充气边听诊，待肱动脉搏动消失，再将汞柱升高 20 ~ 30mmHg 后，开始缓慢放气，两眼平视汞柱缓慢下降。

- 听到的第一次声响时的汞柱数值为收缩压，随着汞柱下降，声音逐渐加强，继而出现吹风样杂音，然后声音突然变小而低沉，最终声音消失，此时汞柱数值为舒张压。

293. 测量血压时应注意什么

- 由于血压具有明显波动的特点，所以需要非同日的多次反复测量才能判断血压的升高是否为持续性。

- 环境宜安静；至少安静休息 5 分钟；在测量前 30 分钟内禁止吸烟或饮咖啡，排空膀胱；患者应尽量放松，最好坐靠背椅；裸露右上臂，肘部置于与心脏同一水平。

- 测量工具应标准，袖带尺寸要符合要求。袖带内气囊至少应包裹 80% 上臂，大多数人的臂围 25 ~ 35cm，宜使用宽 13 ~ 15cm、长 30 ~ 35cm 规格的气囊袖带，肥胖者或臂围大者应使用大规格袖带，儿童用较小袖带。

- 方法要得当，应相隔 1 ~ 2 分钟重复测量，取 2 次读数的平均值记录。如果 2 次测量的收缩压或舒张压读数相差 >5mmHg，则需要再次测量，然后取 3 次读数的平均值。心律不规则时要准确测定血压较为困难，特别是在频繁早搏或房颤时，要反复测定 6 次血压取平均值，以减少误差。

294. 应多久测量一次血压呢

- 由于各种活动、情绪变化均可明显影响血压升降，有条件的患者可每日自测血压。

- 轻、中度高血压或病情已控制得较为稳定的重度高血压病患者，开始治疗时可每 3 ~ 7 天复查一次血压，血压控制后可半个月左右复查一次，病情较轻者每月复查一次。病情重、变化较快的患者，每日测量 1 ~ 2 次血压即可。对血压急剧变化的危重患者，应每隔数分钟至数十分钟测量一次血压。

295. 血压波动大的原因有哪些

- 电子血压计误差大，应定期与标准的水银柱血压计进行校对。水银柱式血压计的水银必须足量，刻度管内的水银凹面应正好在刻度 "0" 点处，水银柱的开关应用前打开，用后关闭。

- 测量方法不正确：上臂位置高于心脏的水平，可使所测的血压值比实际低，相反，测得的数值比实际高。应将血压计放在测量者的正前方，双眼平视水银柱的变化，俯视和仰视均不易读准血压值。不要连续测血压，每两次测量之间要有片刻休息，使上臂血流恢复正常，同时放气宜慢，否则误差会过大。

- 房颤和其他心律失常患者，每次心脏的搏出量不等，在测血压时，不同时间可有不同数值，所以应测量几次，取其平均值。
- 气囊大小不合适：如果袖带太宽，测得的血压要比实际低，袖带太窄，测得的血压要比实际高。所以，袖带应分为儿童用和成人用，并将上肢和下肢的袖带分开。

296. 心血管病患者体检的重点有哪些

- 寻找继发性高血压征象：包括库欣综合征、多囊肾、肾血管杂音、大血管杂音/动脉搏动。辅助检查包括肾素、血管紧张素、醛固酮、皮质类固醇、儿茶酚胺测定、肾和肾上腺超声检查、主动脉和肾动脉造影术等。
- 寻找器官损害征象：包括脑血管意外（活动/感觉）、眼（视网膜）、心衰、周围动脉。辅助检查包括胸部 X 线、心电图、超声心动图、CT 等。
- 寻找高血压危害的体征：头颈部：眼底改变及视乳头水肿（恶性高血压、高血压脑病）；呼吸系统：湿啰音、胸腔积液（肺水肿、充血性心衰）；神经系统：昏睡/昏迷（高血压脑病、脑血管意外）、肢体运动感觉异常（脑血管意外）。

297. 服用利尿剂时患者应注意哪些事项呢

- 根据医嘱配药和服药。
- 服药期间，观察水肿消退和血压控制等疗效。
- 限制钠盐摄入，增加钾盐补充。
- 注意药物副作用，特别是电解质失衡，及时防治。
- 定期随访复查，包括血压水平、水肿和电解质。
- 若伴水肿，患者应低盐饮食；肥胖者减轻体重；坐、卧位时抬高下肢；避免长时间站立或端坐；穿弹力袜；积极治疗引起水肿的原发病。
- 对于老年心衰患者，避过多饮水，也应注意补液、输血速度和量，以防体液过多和肺水肿。

- 记录尿量和体重，若每日体重变化在1kg以上，应与医生联系。
- 注意生活习惯，适当锻炼。防止直立性低血压发生。
- 若出现乏力、低血压、恶心、呕吐、意识改变等副作用，应及时与医生联系。

298. 服用 β 受体阻滞剂时患者应注意哪些事项

- β 受体阻滞剂常见的有：美托洛尔、比索洛尔、阳替洛尔、卡维地洛。
- 每次服 β 受体阻滞剂前测脉搏，若 <50 次/分，应与医生联系。
- 若为糖尿病患者，应将病情告诉医生，注意 β 受体阻滞剂可掩盖低血糖的症状与体征。
- 严重心动过缓、哮喘、低血压、心力衰竭患者禁用。
- 应在医生指导下减药和停药，切忌自行突然撤药。
- 若出现下列情况，应通知医生：喘鸣、呼吸困难；水肿、疲乏；头晕、精神抑郁；皮疹、腹泻或便秘；体重增加等。
- 不随意增加药物，防止药物间的不良相互作用。

299. 服用转换酶抑制剂和受体拮抗剂时患者应注意哪些事项

- 注意药物的治疗效果和副作用，特别是开始服药时、调整剂量或换药时。
- 注意生活方式调整以保持血压稳定，包括限钠、戒烟、有氧运动、足够睡眠等生活方式改善。
- 若出现副作用，特别是几种药物同时服用时出现不良反应，应向医生报告，以尽早合理处理。注意常用药物间的相互作用。
- 注意日常活动，防止直立性低血压的发生，卧位或坐位起立时应缓慢；睡眠时取头高位；避免长时间站立；避免热水浴；必要时穿弹力袜；活动四肢等。
- 服用血管紧张素转换酶抑制剂（ACEI）可引起干咳和血管神经性水肿，与缓激肽积聚有关；ARB 不引起缓激肽积聚。
- 肌酐 >3mg/dl、血钾高、肾动脉狭窄的患者不建议改用 ACEI 和 ARB。

- ACEI 类药物常见的有：卡托普利、依那普利、培多普利、福辛普利等；ARB 类药物常见的有：氯沙坦、缬沙坦、厄贝沙坦等。

300. 服用钙通道阻滞剂时患者应注意哪些事项

- 钙通道阻滞剂常见药物有：硝苯地平、非洛地平、氨氯地平等。
- 无论是高血压的治疗，还是肥厚型心肌病、心律失常、心肌梗死后的治疗，钙离子拮抗剂的应用都是一个长期的随访过程，不能随意改变药物的使用。
- 钙拮抗剂的不良反应较少，若副作用轻，患者能耐受，则应继续服药。
- 应明确高血压的治疗是一个综合的治疗，除药物外，还应注意生活方式的改善、危险因素的处理等。
- 注意日常活动，防止直立性低血压的发生。若出现头晕、头痛、水肿等副作用，应与医生联系。
- 若怀孕，应立即与医生联系。
- 尽量选择长效钙拮抗剂，该类药物起效平稳、血压波动小、不良反应的发生率明显降低、作用时间长、用药次数少、患者耐受性佳。
- 注意口腔卫生，防止齿龈炎和牙周炎的发生。

301. 服用洋地黄类药物时患者应注意哪些事项

- 胃肠道反应：厌食、恶心、呕吐、腹泻等。
- 中枢神经系统反应：眩晕、头痛、疲乏、失眠、谵妄等。
- 视力障碍：黄视、绿视、视物模糊等。
- 心脏毒性反应：最早、最常见为室早（33%）；一度、二度房室传导阻滞（18%）；交界性心动过速（17%）；交界性逸搏（12%）；房性心动过速（10%）；室性心动过速（8%）；窦性停搏（2%）。
- 应用时应注意心率、心律情况，心率小于 50 次/分应停用。

302. 心血管病患者常用食物有哪些

- 燕麦粥：燕麦片 50g、粳米 100g，可作早、晚餐食用。

- 玉米粉粥：玉米粉和粳米各适量，每日早、晚两餐，温热食用。

- 豆浆：豆浆汁500g，糖或细盐少许，每日1~2餐，温热服用。

- 大蒜粥：大蒜30g、大米100g，可早、晚餐食用，适用于冠心病、高血脂患者。

- 开元寿面：豆浆250g、黄花菜15g、芹菜6g、香菇30g、嫩菜3g、菜油75g、味精5g、酱油15g、面条500g，可作主食或佐餐食用，用于脾气虚弱的冠心病患者。

- 素烧冬瓜：冬瓜250g、香菜5g、油和盐各10g，佐餐食用，用于冠心病、高血压病患者。

- 炒豆芽：黄豆芽200g、植物油10g、酱油10g、醋3g，佐餐食用，用于冠心病、高血压、高脂血症的肥胖患者。

- 糖醋黄瓜：嫩黄瓜200g、糖10g、醋10g、麻油2g，佐餐食用，用于冠心病、高血压病患者。

- 油焖茄子：茄子500g、酱油和蒜末等调味品适量，佐餐食用，用于冠心病心血淤阻者。

- 香菇莼菜汤：莼菜250g、香菇50g、冬笋250g、麻油和盐适量，每日1~2次，用于冠心病、高血压、高脂血症者。

303. 有降压作用的水果、蔬菜有哪些

- 蔬菜类：蔬菜是体内各种无机盐、维生素和食物纤维的重要来源，多食蔬菜还可促进某些有毒物质的排泄，降低总热量的摄入，因而对防治高血压有重要价值。具有抗粥样硬化作用的蔬菜包括：洋葱、大蒜、金花菜、香菇、木耳、海藻类（海带和紫菜等）、芹菜、生姜、大白菜、蕃茄、茄子、胡萝卜等。

- 水果类：新鲜水果富含大量维生素C；红果、樱桃、菠萝等富含胡萝卜素；干果富含钙、磷、镁、铜等无机盐。

304. 饮食疗法防治心血管病应注意什么

- 高血压的饮食疗法：

饮食疗法防治高血压应注意下列问题：

1）合理分配三餐、定时定量就餐。上午较忙，故早餐不能草率；中午人体代谢最旺盛，故宜吃饱；晚上则代谢活动下降，故不能吃太饱。应掌握"早宜好、午宜饱、晚宜少"的原则，一般早餐占全日量的35%~40%，应以豆类、牛奶、鸡蛋为主；午餐占全日量的40%~45%；晚餐占20%~25%。

2）进食细嚼慢咽、切忌挑食偏食。细嚼慢咽有助于充分的消化、吸收；挑食偏食则不利于全面营养的摄取。

3）忌大量进食富含动物性脂肪和胆固醇的食物；忌过量食用甜食；忌酗酒；忌长期饮用软水；忌大量饮用富含咖啡因的可乐。

4）忌暴饮暴食、狼吞虎咽；忌饮食无规律；忌过度节食。

5）忌餐后立即饮茶、喝水（可妨碍人体对营养物质的吸收）；忌饭后喝饮料；忌饭后吸烟；忌餐后剧烈活动或马上上床睡觉；忌饭后立即大便。

- 冠心病的饮食疗法：

冠心病患者的饮食治疗原则为"一日三餐，有粗有细，七八分饱"，具体分为：

1）控制摄入总能量：维持热能平衡，防止肥胖并使体重维持在理想范围内，上下波动不超过标准体重的10%。男性标准体重公式为：
①标准体重（kg）＝身高（cm）－100（适合于身高≤158cm）。
②标准体重（kg）＝身高（cm）－105（适合于身高＞158cm）。
女性则应减2.5kg。

2）冠心病患者的膳食热量应控制在2000kcal左右，主食每日应＜500g。

3）控制脂肪和胆固醇摄入：脂肪量占总热能20%，不应超过25%。食物胆固醇供给，作为预防饮食时限制在300mg/d以下，治疗饮食低于200mg/d；禁用高胆固醇食物。

4）碳水化合物：宜选用多糖类碳水化合物，占热能＜65%。应限制含单糖和双糖高的食品。

5）蛋白质的质和量应适宜：冠心病患者应以植物性蛋白质为主，少进食动物性蛋白质，以每日每千克体重不超过1g为宜。

6）供给充足维生素和矿物质：多食用新鲜绿叶蔬菜，深色蔬菜富含胡萝卜素和维素 C。

7）冠心病患者应控制钠盐的摄入，平时应禁烟酒、浓茶、咖啡、碳酸饮料，避免辛辣刺激食物。

- 急性心梗饮食疗法：

1）采用低热量饮食，以减轻心脏负担。在发病初期，每日热量摄入应为 500 ~ 800kcal，容量以 1000 ~ 1500ml 为宜。

2）少量多餐，每餐不可太饱，晚餐应尽量少吃。

3）应适量补充蛋白质，膳食宜平衡、清淡和富有营养，保证心肌足够营养供给，促进患者早日康复。

4）避免过冷、过热。过量和刺激性食物，不饮浓茶、咖啡等。

5）注意钠、钾平衡，适当增加镁的摄入，有利于防止心律失常和心衰的发生和发展。

6）急性心肌梗死并发左心衰竭者，应适当限制盐类，避免食用腌制品或其他含盐量高的食物，每日盐摄入量以 2 ~ 5g 为宜，重度或难治性心衰患者食入盐量应控制在每日 1g。发病开始的 1 ~ 2 日，可予少量流食，每日 6 ~ 7 次，每次 100 ~ 150ml，病情稳定后可改为半流食或普通饮食。

305. 心血管病患者如何选择低盐饮食

- 高血压病患者选择低盐食物：

1）食盐摄入过多是导致高血压的高危因素。五千年前，人类盐摄入量 <1g/d，而在现代社会，人均盐摄入量达 10 ~ 12g/d。

2）世界卫生组织建议每人每日食盐用量以不超过 5g 为宜。我国人群食盐摄入量高于西方国家。北方人群食盐摄入量每人每天约 12 ~ 18g，南方为 7 ~ 8g。中国人群摄入钠盐的来源有别于西方，前者来自于烹调过程中添加的盐，后者主要是来自购买的成品与半成品食物。因此，我国国民摄盐可控。

3）每天食盐的摄入量增加 1g，就相当于血管内多增加 18ml 水，可使收缩压和舒张压增加 2mmHg。如果长期坚持低盐饮食，可使

4）在常用食物中，谷类、瓜类、水果中含钠较少；动物性食物中含钠较高；菠菜、贝壳类中含钠也较多；膳食中的天然食物含盐量一般为 2~3g。高血压病患者应限钠饮食，但长期低盐饮食可致食欲不振，可采用下列方法解决：①小菜 2 个以上时，应把盐集中在一个菜中；②可将盐末撒在菜上，使舌部味蕾受到强烈刺激，引起食欲即可；③可用酸味佐料替代；④肉类最好用烤法烹制，配以芹菜、辣椒使色香味俱全；⑤不吃腌制食物或咸鱼；⑥可调制成糖醋风味；⑦尽量使用低钠盐或无钠盐。

- 冠心病患者也选择低盐食物。
- 摄入过多食盐是高血压的高危因素，而高血压又是冠心病的独立危险因素之一。冠心病患者应减少盐的摄入，一般每天摄入量不超过 6g。

1）烹调食物中少放盐。

2）普通啤酒瓶盖去掉胶垫后一瓶盖食盐约为 6g。

3）注意食物中看不见的"盐"：在常用食物中，谷类、瓜类、水果中含钠较少；动物性食物中含钠较高；有些调味品、熟食、半熟食、饮料等含盐量较高，在选用食品时，要注意其盐含量。

4）了解几种食品中的盐含量

食物	含盐量（g）	食物	含盐量（g）
一勺酱油	1.4	一袋方便面	2.5
一勺番茄酱	1	一个咸鸭蛋	2~4
一片火腿肠	0.5	二两榨菜	11.3
二两油饼	1.5	一片配餐面包	0.8

306. 心血管病患者如何选择低脂饮食

- 心血管病患者应低脂饮食，可食用瘦肉、鱼类和奶类等低胆固醇食物，少吃或忌吃动物内脏、鱼子、蛋黄、脑等高胆固醇食物。常用食物中胆固醇的含量见下表。

常用食物的胆固醇含量（mg/100 克食物）

食物名称	胆固醇含量	食物名称	胆固醇含量
• 肉类		鲢鱼	103
猪脑	3100	鳊鱼	109
猪肾	405	鲫鱼	104
猪肝	368	河豚	114
猪肺	314	甲鱼	120
猪肠	180	青鱼	100
猪胃	150	草鱼	100
猪心	158	桂鱼	96
猪蹄	117	鲤鱼	90
猪舌	116	黑鱼	72
肥猪肉	107	带鱼	108
瘦猪肉	73	海蛰皮	16
猪肉松	163	海垫头	5
牛肝	257	海参	0
牛胃	132	• 蛋类	
肥牛肉	194	鸡蛋黄	2303
瘦牛肉	63	鸭蛋黄	1522
羊肝	323	鹅蛋黄	1813
肥羊肉	173	全鸡蛋	680
瘦羊肉	65	全鸭蛋	634
鸭肝	515	全鹅蛋	707
鸭肉	80	威鸭蛋	634
鸡	429	• 乳制品	
鸡肉	117	牛奶	13
鸽肉	110	羊奶	34
兔肉	83	奶粉	104
• 鱼和贝壳类		脱脂奶粉	28
蟹黄	536	• 油脂类	
蟹肉	150	猪油	85
河鳗	180	羊油	110
黄鳝	144	鸡油	107
泥鳅	164		

- 水产类食物包括鱼、虾、蟹、软体动物和贝壳类等，味道鲜美，营养丰富。鱼的脂肪和肝脏富含维生素 A 和维生素 D；牡蛎等贝壳类食物富含铜和锌；海鱼的碘和氟含量丰富。鱼类食物可降低血压，每日吃 30g 鱼，可使冠心病的死亡率降低 50% 以上。一般鱼类（包括海鱼和河鱼）的胆固醇含量都不高，鱼类脂肪酸的碳链很长（20～22 个碳原子）、不饱和程度很高（5～6 个双键），故其降胆固醇作用很强。食用鱼油降低胆固醇有效率为 66%，降甘油三酯的有效率为 74%。

- 海藻类包括海带、昆布、紫菜等一大类海生植物，富含蛋白质、维生素和矿物质，是维持营养均衡和防治冠心病的理想食品。海藻类的许多成分有明显降低血胆固醇和抗凝血作用。

- 心血管病患者可适当进食鱼类，适当控制虾、蟹等的进食，不吃鱼子。

(308.) 坚果类食物对心血管病的防治有何价值

坚果常常被誉为是"最健康的零食"，可分两类：一是树坚果，包括杏仁、腰果、榛子、核桃、松子、板栗、开心果、夏威夷果等；二是种子，包括花生、葵花子、南瓜子、西瓜子等。坚果脂肪含量虽高，但大部分是不饱和脂肪，有益健康。同时还富含维生素 E 和 B 族维生素，矿物质中钙、镁、钾含量尤为突出。越来越多的流行病学证明了坚果的益处。常吃坚果有助于调节血压、提高机体抗氧化剂含量、减轻炎症、改善代谢，可以在不增加体重的前提下降低冠心病的危险。美国心脏学会（AHA）已经将坚果列为"护心食品"，在其饮食指南中优先推荐。哈佛大学公共卫生学院的研究人员对一组心脏病发作后的幸存者进行研究。他们的最新调查报告发现，每天吃 1/3 杯干豆能使心脏病再次发作的几率减少 38%。杏仁、山核桃和花生都有助于保护心脏。

坚果营养虽好，但热量也不低，随便磕半包瓜子，基本上相当于一顿饭的热量了。根据最新中国居民膳食指南推荐：每天吃大豆及坚果类 25～

35g（不包括壳）最好。30g 坚果大概是：4 ~ 5 颗薄皮核桃，30 颗巴旦木，15 颗腰果，8 颗夏威夷果，一大把开心果，6 颗碧根果，2 把松子。

吃坚果还要注意这三点：推荐买不经过调味的原味坚果；推荐买没有开壳或者部分开壳的坚果；除了直接当零食吃，坚果还可以入菜入饭，比如"西芹腰果"，还可以把坚果与杂豆、粗粮一起做成杂粮饭、杂粮粥。

309. 牛奶对心血管病的防治有何价值

- 中老年高血压病患者食用牛奶并不禁止，但不能大量、长时间饮用高脂肪和含糖牛奶，以酸奶和纯奶为佳。
- 奶类含有较多的优质蛋白，其蛋白中含有各种必需氨基酸，利用率和生物价值都很高；同时，牛奶也是钙的良好来源。每100ml 牛奶中含有 3.3g 蛋白质、130mg 钙、13mg 胆固醇等，更重要的是牛奶中含有包括蛋氨酸在内的人体不能合成的 8 种必需氨基酸。牛奶中的蛋白质具有消除血中过量钠的作用，故能降低血压，防止动脉粥样硬化的发生和发展；牛奶中的乳酸钾具有抑制胆固醇合成的作用；牛奶中的钙质和胆碱具有减少胆固醇从肠道吸收、促进胆固醇排泄的作用；牛奶中的钙还具有保护心脏的作用。

酸奶是经过发酵处理后的牛奶，不仅含有原牛奶的营养素，而且胆固醇含量更低，每100g 酸奶中仅含 12mg 胆固醇。酸奶中含有较多的乳酸钾，可抑制胆固醇的生物合成，故高血压、冠心病患者可长期饮用。

310. 蛋类对心血管病的防治有何价值

- 高血压：高血压病患者，尤其是伴有高脂血症者应适当控制。
- 冠心病：蛋类是一种自然的营养全面的食品，富含脂肪和蛋白质。全蛋蛋白含有与人体接近的氨基酸种类，蛋黄中除含有多种脂肪酸、卵磷脂外，还含有大量的维生素 A、维生素 B_1、维生素 B_2 和烟酸。一般认为适当进食鸡蛋对冠心病有益处，但高胆固醇的患者应适当控制，因为蛋黄中含有较多的胆固醇。

冠心病患者可以吃鸡蛋，但量应控制，以每日1个或隔日1个为宜，也可以仅吃蛋白而不吃蛋黄。对于伴高脂血症的冠心病患者，则要求尽量少吃或不吃鸡蛋，或仅吃蛋白。

311. 肉类对心血管病的防治有何价值

- 肉类包括家禽和家畜，能提供人体优质的蛋白质、脂肪、矿物质和维生素，是人类的主要食品之一，但肉类的营养价值及其与冠心病的关系因部位而异，食用时需加以注意。瘦肉是蛋白质的良好来源，属完全蛋白，易为人体消化吸收和利用，且瘦肉中含有较多的矿物质和B族维生素，故摄食一定数量的瘦肉对心血管病患者有好处；肥肉属于高脂肪、高热量食品，心血管病患者应少食用；内脏含有较多的胆固醇，高脂血症者应严格控制。

- 心血管病患者应进食适量瘦肉，尽量少吃或不吃动物内脏。在心血管病患者的食谱中，牛肉比猪肉好、家禽肉比家畜肉好、仔禽比老禽好、兔肉比牛肉和猪肉好，鱼肉比家禽肉好。

312. 心血管病患者应该如何喝水

- 多饮水，防脱水：正常环境温度下，人一天约需水2000ml左右，排泄水量总计也为2000ml左右，出入水量维持平衡。然而，在夏天高温环境里人体的水分排出量可达到约3000ml以上，大运动量锻炼时体内排出水分则高达约6000ml。因此，要达到体内的水平衡，就要根据排泄量调整饮水量。饮用白开水或含盐不超过1%的低盐水能有效补充水分。当然也可通过吃水果、蔬菜来补充。应注意的是，不要等到口渴才喝水，应该养成口渴前就饮水的习惯；经常少量多次饮水，而不是一次大量饮水；运动前后称体重，每丢失体重0.5kg，就要补充2~3杯水，尿色深时多饮水，睡眠时也会丢失水分，睡前醒后饮用一杯水。

- 心血管病患者晚饭不宜过饱、过咸，不宜睡前大量饮水。

313. 为什么心血管病患者应少量多次喝水

不少心血管病患者发现，在一次喝下太多的水后，血压就会骤然升高，同时还可出现头晕、恶心、呕吐等一系列"水中毒"症状。摄入的大量水分会快速进入血液，使血压升高。此外，如果脑血管里有过多的水分进入脑细胞，颅压就会迅速增高，以致出现头晕等症状。假如喝的是纯净水，血液及细胞吸纳水分的速度会更快，也因此更容易出现上述不良反应。因此，心血管病患者尽量不要一次喝过多的水，尤其不要大量喝纯净水（喝白开水和富含矿物质的矿泉水更适宜）；要培养少量多次喝水的习惯，如在起床后、午间、傍晚和入睡前各喝一杯水等。

314. 吸烟可导致哪些心血管病

吸烟对心脑血管造成的危害有以下几点：第一，吸烟导致肾上腺素和去甲肾上腺素的分泌增加，可使心跳加快、血压升高。第二，吸烟使心、脑、肾等全身器官的动脉血管粥样硬化。第三，吸烟还会诱发猝死。冠心病患者因吸烟发生猝死的最主要原因是，烟草中的某种物质引发了心室颤动。第四，吸烟引起脑血管硬化，损伤脑细胞、损害记忆力及精神紊乱。

由于种种不良影响，吸烟者冠心病发病率增加 3～4 倍，心肌梗死增加 20%，死亡率多于不吸烟者，脑出血及脑梗死是不吸烟者的 3.75 倍和 3.73 倍。曾有人说，心血管病患者吸烟，等同于追逐死亡。

冠心病患者如果戒烟，死亡率可以降低 36%；服用他汀等药物降低胆固醇，死亡率降低 29%；服用 β 受体阻滞剂或 ACEI 类药物，死亡率则降低 23%。比较起来，如果冠心病患者想降低死亡率，戒烟带来的益处最大。

另外，从经济学角度来讲，戒烟还能帮心血管患者省钱。国外的医药经济学研究表明，相对于在控制血压、血糖和血脂上的花费，戒烟是最经济的干预手段。

- 吸烟增加冠心病风险的机制可能包括以下几个方面：
  1）血管内皮功能紊乱：吸烟可使一氧化氮（NO）生物合成减少，从而影响血管内皮的舒张功能。
  2）促进血栓形成：吸烟可促进血小板聚集，另外，吸烟患者组织因子活性明显高于不吸烟者，而组织因子在血栓形成的过程中起着重要作用。
  3）增加炎症反应：部分吸烟者可有白细胞计数和其他炎症指标升高。
  4）增加氧化修饰：吸烟可促进体内脂质的过氧化反应，促使粥样斑块进展。
  5）其他，如诱导高凝状态、增加心肌工作负荷、CO介导的血液载氧能力降低、冠状血管收缩以及儿茶酚胺释放等。

- 目前认为，主要是因为烟草中所含的剧毒物质尼古丁所引起的。尼古丁能刺激心脏和肾上腺释放大量的儿茶酚胺，使心跳加快、血管收缩、血压升高。有学者研究发现，吸一支普通的香烟，可使收缩压升高 1.3～3.3kPa（10～30mmHg），长期大量地吸烟（每日吸30～40支香烟）可引起小动脉持续性收缩，久而久之，导致小动脉壁的平滑肌变性，血管内膜渐渐增厚，形成小动脉硬化。吸烟对血脂代谢也有影响，能使血胆固醇、低密度脂蛋白升高，高密度脂蛋白下降，因此，吸烟患者的动脉粥样硬化进程加快，容易发生急进型恶性高血压、蛛网膜下隙出血和冠心病、心肌梗死等。此外，还有资料显示，有吸烟习惯的高血压病患者，由于对降压药的敏感性降低，抗高血压治疗不易获得满意疗效，甚至不得不加大剂量。吸烟对高血压的影响很大，因此奉劝有吸烟嗜好者，特别是高血压病患者，最好及时戒掉这一不良习惯。

- 诱发心律失常：已经证实，香烟中的尼古丁不仅可引起呼吸系统疾病、肿瘤、脑卒中等，还能间接导致各种心律失常，包括窦性停搏、窦性心动过速、室性心动过速和窦房传导阻滞等。当吸烟者吸入尼古丁后，使血液中的儿茶酚胺分泌增多，直接作用于血管运动中枢，使肾上腺素和去甲肾上腺素释放，引起心率加快，周围血管及冠状血管痉挛，血压增高，心肌耗氧量增加。同时，这些血管活性物质还可以直接损伤血管内皮，使血流减慢，血液黏滞性增大，血小板黏附性加大，纤溶酶活性降低，反过来又影响冠状动脉的供血，引起心律失常的发生。另外，由于血中的一氧化碳增多，使血氧浓度下降，组织供氧不足，使心脏兴奋性增高，可诱发室颤等严重的心律失常。近来，有学者发现，尼古丁本身可直接抑制心肌中的 3 种钾通道功能，使心肌细胞易于兴奋，从而产生心律失常。

316. 烟雾中哪些物质与心血管病有关

- 烟雾中的尼古丁和一氧化碳是公认的引起冠状动脉粥样硬化的主要有害因素，但其确切机制尚未完全明了。多数学者认为，吸烟对血脂、血小板功能及血液流变学的不利影响在冠心病发病中起着十分重要的作用。

- 高密度脂蛋白胆固醇（HDL-C）可刺激血管内皮细胞前列环素（PGI_2）的生成，PGI_2 是最有效的血管扩张和抑制血小板聚集的物质。吸烟可损伤血管内皮细胞，并引起血清 HDL-C 降低，胆固醇升高，PGI_2 水平降低，从而引起周围血管及冠状动脉收缩、管壁变厚、管腔狭窄和血流减慢，造成心肌缺氧。

- 尼古丁又可促使血小板聚集。烟雾中的一氧化碳与血红蛋白结合形成碳氧血红蛋白，影响红细胞的携氧能力，造成组织缺氧，从而诱发冠状动脉痉挛。由于组织缺氧，造成代偿性红细胞增多症，使血黏滞度增高。

- 吸烟可使血浆纤维蛋白原水平增加，导致凝血系统功能紊乱；吸烟还可影响花生四烯酸的代谢，使 PGI_2 生成减少，血栓素 A_2 相对增加，从而使血管收缩，血小板聚集性增加。

以上这些都可能促进冠心病的发生和发展。

317. 为什么吸烟会加重动脉粥样硬化

● 动脉粥样硬化是一系列病因所致的炎症反应。吸烟引发炎症细胞和炎症介质可造成动脉壁损坏，同时伴随脂质血管内皮下沉积坏死、血栓形成、纤维增生和内皮修复，使粥样硬化病变不断发生和进行性加重，并与诸多心血管危险因素有密切相关，相互作用，共同形成并加重动脉粥样硬化。吸烟加速动脉硬化可能通过以下途径：

1）对脂质的副作用。

2）造成内皮损伤或功能紊乱。

3）加重血流动力学负担。

4）氧化损伤途径。

5）嗜中性粒细胞激活。

6）增强型血栓症。

7）增加纤维蛋白原和血液黏性。

318. 吸烟的冠心病患者冠脉造影有何特点

● 国内有学者探讨了吸烟冠心病患者的冠脉造影血管形态特点，对冠脉造影确诊冠心病的患者按照性别、年龄以及是否有高血压、糖尿病等冠心病危险因素进行严格配对。结果发现，吸烟组13.9%有冠脉瘤样扩张，而对照组仅有1.9%（$P < 0.001$）。另外，在行冠脉成形术（PCI）的患者中，吸烟组有40例（19.2%）出现相关血管PCI后的慢血流现象，而对照组仅有7例（3.83%）（$P < 0.001$）。因此认为，冠心病吸烟患者冠脉病变特点为冠脉瘤样扩张或冠脉扩张症多发。吸烟患者PCI术中相关血管慢血流现象的发生率较高。

319. 吸烟对接受冠脉介入治疗患者有何影响

● 国内有学者探讨了吸烟冠心病患者冠状动脉介入（PCI）术即刻结果与吸烟之间的关系。吸烟组168例中131例（78.1%）接受PCI术，非吸烟组 121 例中 102 例（84.3%）患者行 PCI 术。结果发现：在冠脉介入术的吸烟组中 32 例有相关血管 PCI 后的慢血流现象。而非吸烟组有此现象的只有 9 例，两组相比有显著性差异（$P < 0.05$）。因此，有学者认为吸烟患者 PCI 术中相关血管慢血流现象的发生率较高。

320. 吸烟会增加 PCI 支架术冠脉再狭窄风险吗

● 国内有学者指出：吸烟对心血管的危害是通过烟草中的尼古丁来升高血中的 CO 含量实现的，烟雾中的这些有害成分可对心脏及血管产生损伤作用，促使动脉壁平滑肌蜕变，增加血小板凝集和血栓形成，并可诱发冠状动脉痉挛。吸烟可以促进冠脉再狭窄（RS）的发生。1995 年澳大利亚的 McKenna 等人研究了 209 例患者 PCI 术后发生 RS 的危险因素，结果显示，吸烟对 RS 的影响最明显，并提出 PCI 术后戒烟是吸烟者防止 RS 形成的关键措施。1998 年 Kraft 等研究了冠脉搭桥和 PCI 术后的 RS 问题，发现吸烟、高脂血症和高血压等危险因素可显著增加 RS 的发生率。

321. 吸烟可增加 ACS 患者体内的 CRP 水平吗

● 国内有学者报道，急性冠脉综合征（ACS）患者中吸烟组的 C-反应蛋白（CRP）浓度显著高于非吸烟组，说明 ACS 患者的吸烟可引起体内 CRP 水平升高。CRP 作为 ACS 患者冠脉炎症程度的可靠指标，在一定程度上说明吸烟与冠状动脉的炎症反应有关。

322. 吸烟对心率变异性有何影响

● 有学者应用 24h 动态心电图研究吸烟者室性心律失常患者心率变异（HRV）的临床意义，结果发现，与不吸烟组比较，吸烟组 SDNN、rMSSD、PNN50 等心率变异指标明显降低。因此，吸烟可导致室性心律失常患者的交感神经活性明显增强，副交感神经活性明显降低，心率变异程度减低，从而增加其心电的不稳定性。

323. 年轻女性吸烟易诱发心梗吗

- 吸烟的年轻女性发生心肌梗死（MI）的危险增加。冠心病危险因素对男女两性的重要性有所不同，存在着与激素相关的代谢差异，尤其是年轻人。有学者研究了 1993 年 10 月至 1995 年 10 月间确诊为 AMI，且年龄在 16~44 岁的 448 例女性患者，另选年龄及生活习惯与之匹配的 1728 例无 MI 女性作为对照组。结果显示，与非吸烟者相比，吸烟者发生 MI 的优势比（OR）呈强剂量反应关系。每天吸烟 1~5 支者发生 MI 的 OR 为 2.47，6~10 支者 OR 为 4.07，11~19 支者 OR 为 7.94，20~39 支者 OR 为 14.03，而每天吸烟 ≥40 支者，OR 高达 74.64。吸烟与口服避孕药无相互影响，但与其他危险因素如高血压、糖尿病有叠加作用。单纯吸烟每天 20 支以上者 OR 为 14.5，合并 1 种危险因素者 OR 为 26.1，合并 2 种者 OR 为 36.2，合并 3 种以上者 OR 值高达 66.8。
- 研究者认为，年轻女性吸烟发生 MI 的 OR 值大，且随吸烟数量的增加而递增，重度吸烟与其他危险因素如高血压或糖尿病并存更易发生 MI。

324. 吸烟可使血栓形成增加吗

- 长期吸烟可增加血浆纤维蛋白原的含量，增加血液黏度，加重对血管壁的损伤；吸烟增加了血小板的聚集性，会促进血栓形成；此外，吸烟者体内组织因子（TF）水平增高，不仅在动脉粥样硬化斑块中有高表达，而且在循环中的组织因子活性远远高于不吸烟者，这可能在血栓形成中发挥重要作用。

325. 吸烟可增加猝死的风险吗

- 近年来不少学者的研究材料提示，吸烟与猝死的关系十分密切。猝

专家教你正确防治心血管病

死是指出乎意料的突然死亡，一般认为从起病至死亡在 6 小时以内。美国一位学者对 153 例突然死亡的尸检患者进行了研究分析，结果发现在非冠心病的猝死患者中，有 28% 为大量吸烟者，而猝死于冠心病的吸烟患者为 62%，同时还发现，吸烟多者猝死时的平均年龄比不吸烟者早 19 年，吸烟少者猝死时平均年龄则介于吸烟多者与不吸烟者二者之间。吸烟与猝死确实有密切的关系，这可能与吸烟引起儿茶酚胺的分泌和游离脂肪酸的调动等有关。

326. 被动吸烟可增加心血管病风险吗

- 流行病学调查结果表明，被动吸烟对冠心病的发病有十分重要的作用。18 个有关被动吸烟和冠心病的相关性研究发现，与被动吸烟有关的冠心病相对危险度均大于 1，其中 7 个研究有统计学显著性差异。1998 年英国烟草与健康科学委员会认为，被动吸烟不仅能提高心脏病的发病危险，而且是导致心血管病和死亡的主要的可预防的原因。此外，一项有关男性在家中吸烟令伴侣增加患冠心病的对照研究显示，如果女性长期在家里吸入二手烟，患冠心病的风险比其他人多 1.6 倍，而丈夫在家中吸烟的时间越多，伴侣患冠心病的机会也越高。如果丈夫每天在家里吸烟超过一包，伴侣罹患冠心病的风险可提高 3.9 倍，而丈夫持续在家里吸烟超过 10 年，伴侣患冠心病的风险则增加 3.6 倍。

- 有学者对 2172 例出院的急性冠脉综合征（ACS）患者进行回顾性分析，847 例不吸烟者中，246 例患者平均每天被动吸烟 30 分钟或每周被动吸烟 3 天。研究发现，被动吸烟者肌钙蛋白 I（TnI）水平增加，其发生急性心梗的可能性是不稳定型心绞痛的 4.6 倍。由于急性心梗比不稳定型心绞痛丧失更多的生活质量，因此被动吸烟与遭受心脏事件患者长期不良的健康状况有关。此外，与没有被动吸烟者相比，被动吸烟的 ACS 患者出院后 30 天内再发心脏事件（死亡或再入院）的危险增加 25%。也就是说，25% 的 ACS 患者出院后再发的心脏事件与被动吸烟有关。还有研究显示，吸烟剂量与 ACS 发作有关。因此，应建议 ACS 患者避免被动吸烟。

327. 心血管病患者应怎样进行心理调护

心血管病患者应有一个良好的心理健康状态。心血管病患者在日常生活中进行适当的心理调护，包括：

1）应对心血管病有一个正确的认识，如心血管病的病因、危险因素、发病机制、危害及目前的诊疗手段，另外，还包括如何预防心血管病等。

2）生活应有规律性，应注意劳逸结合，生活上应保持平淡、从容的态度，事业上应保持乐观、向上的态度。

3）医护人员和家属应了解住院期间患者的多种需要，包括心理需要等。

4）被尊重的需要。

5）适应陌生环境的需要。

6）获得信息的需要，包括了解住院生活制度的信息、了解如何安排治疗的信息、了解病情进展和预后的信息等。

7）安全的需要等。

328. 心血管病患者洗浴时应注意什么

1）冠心病患者洗浴时水温应控制在 25~40℃ 之间，不适合过热的热水浴、蒸汽浴、桑拿浴等。

2）服药后再进行洗浴。

3）严禁饱餐后洗浴。

4）注意保暖，但水温绝对不能过高。

5）忌冷水浴，以防止心绞痛发作和血压升高。

6）注意通气和室内的湿度。

7）洗澡时要有人陪同。

329. 心血管病患者进餐时应注意什么

按照心血管病患者的饮食要求和原则，选择自己合适的食物进餐。

1）规律进餐，一日三餐：坚持"早吃好、午餐饱、晚吃少"的原则，食物应多样化，不要偏食。

2）有粗有细：要粗细搭配，一周2～3次粗粮。

3）不咸不甜：做饭时少放糖和盐，少吃甜食。

4）七八成饱：忌暴饮暴食，少量多餐（糖尿病正进行降糖治疗的患者除外）。

330. 心血管病患者外出旅游应注意什么

● 心血管病患者旅游应以不疲劳为原则，应注意下列情况：

1）病情较稳定者可外出短途旅游，也就是说，旅游只限于心功能较好的医生，而心功能不全者只能在室内或居住地附近的风景区进行活动。

2）旅游前应请医生根据医生的健康状况提出旅游的有关建议，如路程、时间、范围等。心功能Ⅰ级者不宜长途旅游，心功能Ⅲ级以上和急性高血压康复期不宜外出。

3）旅游要有人陪同并携带病情摘要、近期心电图和一般急救药物，如硝酸甘油、救心丸、维拉帕米、地高辛等，临行前要注意保健，急救盒内药物的有效期限，切勿过期。还应随身携带感冒药、消炎药、茶苯海明、地西泮等药物。有条件者可携带简易氧气袋。

4）注意选择旅游季节和旅游目的地，要求目的地与居住地的气候反差和时差不要太大。应选择春末、夏初或秋季等气候宜人的季节；应选择环境优美、空气清新、人员相对较少的旅游地，避开人口拥挤的城市。

5）选择比较安静、舒适、快捷的交通工具，如火车卧铺或飞机。要注意劳逸结合，不应连续旅行，每日活动时间应 <6 小时，睡眠休息时间应不少于 10 小时。最好不要坐夜车，以免影响休息；日程不能安排过于紧凑。旅馆、饭店要选择安静舒适，地理位置不要太偏远，以防发生意外时寻医不便。

6）旅游期间应注意个人保护，如遇刮风、下雨、炎热或高温、湿度过大等天气变化时，应及时自我调整，防止中暑或受凉。

7）注意心理调节，缓解紧张情绪，避免一切不必要的摩擦和不愉快，以防因情绪波动而致心绞痛发作。

8）不宜参加剧烈活动。

- 有下列情况者不宜外出旅游：①急性高血压病患者，如未能有效控制血压或伴有较严重的心律失常、休克和心功能不全时；②频发心绞痛、高血压未控制者；③高血压急性期和急性高血压恢复期；④心功能不全稍活动即感气促、胸闷者；⑤严重心律失常者等。

331. 心血管病患者出现意外如何自救

心脏的意外中半数以上在发病后半小时内死亡。实践证明，咳嗽作为一种迅速、有效、简便、易行的心脏复苏术，可使许多患者免于死亡，给以后的救治赢得极为宝贵的时间。

1）预防直立性晕厥：心血管病患者心血管的调节和顺应性较差，在卧床稍久或蹲坐起来后，因为血压调节不到位而引起体位性低血压，进而诱发脑缺血，容易发生晕厥。为了预防意外，在起床或蹲坐至站起身时，弊足气用力咳嗽几声，就能防止发生晕厥。

只要是有效的咳嗽，就能挤压肺循环，使血液流入心脏，并通过"震撼"加快收缩，收缩期间血压可上升50mmHg，可改善大脑供血，这既是未雨绸缪，也如雪中送炭，能有效地预防晕厥和跌倒，特别是曾经有类似症状者，不妨试用这种方法。

2）预防心脏猝死：心脏猝死的患者多半是凶多吉少，而且难以复苏。在这极短的时间内，患者常无力呼救或求助。最可行、有效、迅速的方法，也就是大声咳嗽几声。

咳嗽大约可以产生75J的动力能量，随即被转化为生物电流，能给濒死的心脏一次像"除颤"那样的复苏机会，其效果与胸外心脏拖捶击复苏术有异曲同工之妙。

心血管病患者遇意外时首先要镇静，可服用自备的急救药，并寻求家人和邻居的帮助，及时拨打120急救电话。

332. 心血管病患者睡眠应注意什么

睡眠的需要量随年龄的增大而逐渐减少。新生儿每天需睡眠 18～20 小时；儿童需要 9～10 小时，成人需要 7～8 小时；老年人则需要6～8 小时。心血管病患者必须有足量的、有效的睡眠，这类患者更加注意睡眠质量。

1）安排好睡眠时间：睡眠习惯各有不同，但大多数人主张早睡早起，一般晚上 9～10 点入睡，早上 5～6 点起床，中午饭后可午睡 1～2 小时。

2）睡姿正确：主张右侧卧睡，这样可避免压迫心脏；而左侧卧睡可压迫心脏和胃部；仰卧时会将手放至胸部，引起噩梦。心绞痛患者夜间睡眠时应采取头高脚低位（床头比床尾高 20～25cm），这样可使回心血量减少，中心静脉压和肺动脉舒张压明显下降，从而减少心绞痛的发作。

3）居住和卧室环境：注意室内空气清新，严禁室内吸烟。不应蒙头大睡，室温应适宜，不主张夏天时用电风扇直接吹拂患者，睡衣宜宽松，床铺和被褥应干燥、柔软。

4）不应随意改变睡眠习惯，睡前不喝浓茶、咖啡等刺激性饮料，以免影响睡眠。

5）晚饭不宜过饱、过咸，不宜睡前大量饮水。

6）睡前看书和看电视应适当，以免时间过长使精神兴奋而影响睡眠。

7）睡前心情不好或有焦虑时，可服地西泮等以帮助睡眠。

333. 心血管病患者排便应注意什么

- 心血管病患者排便注意：每个人排便的习惯和时间各不相同，以 1 天 2 次到 2～3 天 1 次，只要是软润的大便均是正常的。大便次数减少，每隔4-7 天或更长时间排便 1 次，且大便干燥坚硬，有排便困难者叫便秘。便秘对心血管病患者是不利的。粪便在肠道内滞留时间过久，大量组胺吸收后可引起头痛；排便时过度用力易使腹压增高，动、静脉内压力增高，心脏负荷加重，导致心肌缺血加剧或心律失常，严重者可致猝死；用力排便可发生脑血管破裂而造成脑出血等。

预防康复与自我管理篇

1）注意多饮水，每日饮水量为 2000ml 左右。

2）多吃蔬菜、水果等富含纤维素的食物，特别是香蕉、梨、桃、橘子、芹菜、菠菜、小白菜等。

3）适当进食粗粮也有利通便，如糙米、玉米、全面粉、红薯等。

4）指导患者养成定时排便的习惯，可在晨起、早饭后或睡前等时间排便。

5）急性高血压患者一个月内，可每日使用泻药，如苁蓉通便口服液、果导片、番泻叶等，以利大便通畅。

6）适当进食一些润滑肠道和软坚通便的食品，如香油、蜂蜜、核桃仁等。

7）坚持适当的体育锻炼，增强胃肠运动，有助于排便。做腹部环行按摩，轻压肛门后部，通过局部刺激促进肠蠕动。

8）消除患者的紧张心理，如床上排便者，应给以床帘遮蔽，防止外界干扰。

9）不喝茶水，因茶叶中含鞣酸，有收敛作用，可使大便干燥。不吃不利于排便的食物，如高粱米、柿子等。避免使用不利于排便的药物，如阿托品、溴丙胺太林、四环素、铋剂、654-2 等。

- 介绍几种通便疗法：

①蜂蜜 2 ~ 3 汤匙，开水冲服，每天空腹 1 次，或加香油 1 汤匙亦可。

②每日晨起饮 300ml 温开水或淡盐水。

③番泻叶 1 ~ 3g，代茶冲饮，必要时用 3 ~ 5g。

④（4cm×1cm×1cm）肥皂条塞肛。

⑤麻仁丸 20 ~ 30 粒，每日 2 ~ 3 次。

⑥牛黄解毒片 1 ~ 2 片，每日 2 ~ 3 次。

⑦开塞露塞肛，5 ~ 6 分钟后解大便。

⑧肥皂水灌肠，肥皂 2g 加水 200ml，温度 38 ~ 39℃。

- 急性心梗患者由于长期卧床，消化功能减退，加之食少和经常使用哌替啶、吗啡等止痛剂，使胃肠道功能受抑制，因而易致便秘。所以急性心梗患者应注意饮食、适当运动，必要时药物治疗。

334. **心血管病患者可以饮酒吗**

- 能否饮酒、饮酒是利大还是弊大，各家的意见并不一致。有人认为酒可以活血提神，防止心绞痛的发生；有学者认为酒不但对中枢神经系统有抑制作用，还可使血管扩张、心跳加快、心肌耗氧量增加，加重心肌缺血。作者认为酒对人的利弊，关键在于饮酒量的多少。

少量饮酒对高血压病患者是无害的，但酗酒易诱发心绞痛和心律失常。另外长期大量饮酒可致心肌脂肪组织增加，继而引起心脏扩大。高血压病患者既往有饮酒习惯且不希望放弃者，可少量、间歇饮酒，以饮葡萄酒为宜。

心血管病患者饮酒时应注意下列几个问题：①饮低度酒（葡萄酒、黄酒等），不应饮烈性酒（白酒）。②忌天天饮酒或餐餐饮酒，饮酒次数要少。③控制饮酒量。④苦闷、烦恼、愤怒等情绪不佳时不要饮酒。⑤忌空腹饮酒，防止酒精对中枢神经、消化和循环系统的损害。⑥严重心血管病患者应戒酒。

335. **心血管病患者可以吸烟吗**

- 高血压病患者：吸烟对人体有害，也是高血压的危险因素之一。吸烟与不吸烟者的高血压患病率有明显差异，并且增加高血压病患者的并发症与死亡率。吸一支烟可使收缩压升高 10～25mmHg，每分钟心跳可增加 5～20 次。烟中的尼古丁可以兴奋血管运动中枢，使小动脉收缩，增加外周阻力，导致血压升高；吸烟产生的烟碱和一氧化碳可以加速动脉粥样硬化和血栓形成；吸烟还会刺激交感神经系统，促使儿茶酚胺和血管加压素分泌增加，引起心率加快、血压增高和心律失常。长期大量吸烟，可引起小动脉的持续收缩，久而久之可使小动脉管壁变厚并逐渐硬化，这样又使高血压加重。

- 冠心病患者：吸烟是冠心病的主要危险因素，不仅仅是一种习惯或手势，而是一种慢性、成瘾性疾病。一支卷烟的烟雾中含焦油 40mg，尼古丁 3mg，一氧化碳（CO）30mg，这三种物质对人体危害

预防康复与自我管理篇

极大。尼古丁可直接刺激血管运动中枢，并刺激肾上腺素和去甲肾上腺素释放，引起心律加快、末梢血管收缩、血压上升；还可直接损伤血管内皮，使血中胆固醇水平增高，高密度脂蛋白水平下降。从而导致或加重冠心病。

- 选择适当方法帮助戒烟：

  1）转移注意力。

  2）逐日减量法。

  3）厌恶控制法。

  4）可服用戒烟药、糖、茶、贴片等。

  5）可服用中草药（地龙、鱼腥草、远志等）。

  6）可针刺或按压内关、合谷等穴位。

336. 心血管病患者娱乐时应注意什么

- 冠心病患者：可进行一些娱乐活动，包括打扑克、下象棋、玩麻将、下象棋、跳舞等。娱乐活动可以调节冠心病患者的情绪，转移患者注意力，使其忘却疾病、放松身心，有利于疾病的康复。但冠心病患者和家属应牢记：娱乐时心情过分激动或处理其他事情不当也可诱发心绞痛、心肌梗死或猝死，因此冠心病患者在娱乐中应注意下列情况：

  1）应选择通风良好、空气新鲜、气候宜人的地方进行。

  2）避免情绪激动。

  3）娱乐活动时间应适当。一旦出现胸闷、胸痛、气促等症状，应立即停止娱乐活动。

  4）避免饱餐后或饥饿时进行娱乐活动。

- 高血压病患者：高血压病患者和家属应牢记：娱乐时心情过分激动或其他事情处理不当可诱发血压升高。

  高血压病患者在娱乐中应注意下列情况：

  1）保持娱乐场所空气清新：应选择通风良好、空气新鲜、气候宜人的地方进行娱乐活动，如海边、湖边、公园、树荫下等。如在室内活动，则应注意开窗通风、室内不吸烟等。

  2）避免情绪激动：老年人应以平和的心态进行娱乐活动，通过娱乐来调节自己的精神状态。忌争胜好强、赌输赢等，不应为一点小事互不相让，争吵不休。

3）忌娱乐的时间过长：娱乐时间应适当，以感觉疲劳、乏力为度。一旦出现胸闷、胸痛、气促等症状，应立即停止娱乐活动，必要时去医院诊治。病情较重、体质较差者，娱乐时间应短些，每日半小时左右；病情较轻、体质较好者，娱乐时间可适当长些，每日 1～2 小时。

4）避免饱餐后或饥饿时进行娱乐活动。

5）可选择跳交谊舞，不宜跳动作剧烈的摇滚、迪斯科等。应选择柔美、抒情、动听的音乐伴奏，可使心血管系统得到科学的锻炼。

(337.) 心血管病患者能进行性生活吗

● 高血压病患者：高血压病患者能不能进行性生活，是患者和其爱人十分关心的问题。由于受传统观念的影响，绝大多数患者认为性生活伤身损精，对高血压病患者无益有害，故长期以来一直把性生活作为心血管病患者的禁忌行为。大多数高血压病患者的性欲并无降低，仍有较活跃的性欲，但由于下列原因，很多高血压病患者不能很好地进行性生活，甚至造成性功能障碍。

1）患者担心病后性生活会加重病情，努力抑制自己的性欲。

2）患者担心病情加重而对性生活失去信心和勇气，产生悲观失望的心理。

3）爱人过分保护患者，担心性生活会影响病情。

高血压病患者可以有正常、适度的夫妻性生活。只要无症状且心功能正常就可逐渐恢复性生活。高血压病患者和家属也应注意，性生活毕竟是一次中等量的活动，对某些病情严重、心功能差的患者仍存在不定期的危险性，但性生活诱发心绞痛或猝死的几率是很小的。

一般来说，年龄在 50 岁以下，能上三楼而无不适症状的患者可以过性生活，为预防心绞痛发作，可在同房前 10 分钟服用硝酸甘油。如上三楼而感到不适，心率在 110 次/分以上者暂不要过性生活。高血压病患者对性生活，既不要想象得很危险，禁绝正常的夫妻性要求，又不要频繁无度地进行性生活。

- 冠心病患者：大多数人在心梗恢复 3～6 周后可恢复性生活。当爬 2 层楼后未感到胸痛和胸闷不适，就能进行性生活。

  下列情况下应禁止性生活：

  1）近半年内发生心梗。

  2）近日内心绞痛频繁发作。

  3）平时常感心前区不适、心悸、气促、胸痛。

  4）饱餐、烦恼、焦虑、疲劳状态下。

  5）性生活中或事后出现胸痛、心悸等症状或心率 >120 次/分。

338. 心血管病患者能乘坐飞机外出吗

- 高血压病患者

  1）据观察分析，血压控制不理想，在乘机时心脑血管意外的发生率明显增加。这是因为飞机起降时重力变化、舱内气压、气流、体位变化、狭小的空间等对人体产生了一系列影响。大多数心血管、神经内科医生和航医都主张患者将血压控制在理想水平后再乘机。即青年、中年人或糖尿病患者降到理想或正常血压（<130/85mmHg），老年人（男性 55 岁、女性 65 岁以上）至少降至正常高值（140/90mmHg）最妥。

  2）从航空医学的角度来说，应对降压药物进行选择。部分药物服后可产生一些副作用，对乘机不利，应予注意：①肾上腺神经阻滞剂（胍乙啶等）、中枢性阻滞剂（可乐定等）、α/β 受体阻滞剂（拉贝洛尔等）可产生体位性低血压；α 受体阻滞剂（哌唑嗪等）能引起眩晕；部分血管扩张剂（硝普钠等）可引起恶心、呕吐等。平时服用这些药物的患者，在乘机前最好在医生指导下改用其他药物。②钙离子拮抗剂（如拜新同等）、β 受体阻滞剂（如普奈洛尔等）、利尿剂（如螺内酯等）、血管紧张素转化酶抑制剂（如依那普利等）、血管紧张素Ⅱ受体拮抗剂（如依沙坦等），由于较少发生对航空旅行不利的副作用，适合于高血压病患者乘机时使用。

  3）对于通过非药物治疗来控制血压的轻度高血压（140～159/90～

99mmHg）患者，应尽量将血压控制到理想水平，最好备用一点降压药物或在乘机前小剂量服用一点降压药物，还应采取措施，尽量避免血压波动。

4）对于恶性高血压（病情急剧发展，舒张压常持续在 130mmHg 以上，并有眼底出血、渗出或乳头水肿）患者、妊高征患者、脑血管意外病后 2 周内、心肌梗死病后 1 个月以内的患者，是严禁乘机的。此外，3 级高血压（血压 ≥ 180/110mmHg）控制不理想者、心血管及开颅术后恢复期者、心功能 II 级以下患者、高龄（80 岁以上）患者、合并糖尿病患者及肾脏损害或蛋白尿（24 小时尿蛋白 >1g）的患者，乘机应谨慎，最好征得医生的同意。

5）旅行时，建议患者备足降压药物和必备的急救药物。登机前，可酌情服用一点镇静剂。飞行中，应尽量保持轻松、愉快的心情，避免怒、悲等情绪波动。航程中，如发生剧烈头痛、剧烈眩晕及呕吐和恶心、心前区疼痛不适、呼吸困难、大汗淋漓等时，则可一方面服用应急药物（千万记住将药品放在随手可取出的位置），一方面向机组人员报告，请求帮助。

- 冠心病患者：一般来说，日常活动时无明显不适的患者，是可以乘坐飞机外出的。冠心病患者在乘飞机前应到医院检查，征求医生意见，并携带必要的急救药物。

  若患者有下列情况，近期内不宜乘飞机（飞机转运患者除外）：

  1）急性心肌梗死患者，如未能有效控制，较严重的。

  2）心律失常、休克和心力衰竭。

  3）频发心绞痛、心肌梗死前综合征、高血压未控制者。

  4）心肌梗死急性期和急性心肌梗死恢复期。

  5）心功能不全，稍活动即感气促、胸闷者。

  6）严重心律失常者等。

339. 为什么心血管病患者应避免情绪激动和过度劳累

- 高血压病患者

  1）情绪对高血压的影响很大，高血压病患者应尽量避免情绪激动，特别是当家中发生灾祸或不幸时，应保持冷静，注意休息，设法保持良好的睡眠，也可从事一些轻体力劳动，以转移注意力。

2）过度劳累使身心受到损害，易致血压升高。对患高血压的老年人来说，避免过度劳累，特别是精神疲劳尤其重要，下列方法可排解和防止过度劳累：①保证足够有效的睡眠。睡眠不但要注意时间长短，更要注意睡眠质量，多梦、易惊醒常影响睡眠质量。必要时可使用安定类药物。②避免长时间阅读、写作和用脑。③避免长时间会晤、交谈。交谈时不但消耗体力，更消耗脑力，同时交谈会引起情绪变化，故高血压病患者应注意交谈的持续时间。④避免长时间地下象棋、打麻将、看电视等娱乐活动。无论什么活动，只要出现疲劳感，高血压病患者都应该中止活动，立即休息。

- 冠心病患者

1）情绪对冠心病的影响很大，冠心病患者应尽量避免情绪激动，特别是当家中发生灾祸或不幸时，更应保持冷静，注意休息，设法保持良好的睡眠，也可从事一些轻体力劳动，以转移注意力。

2）过度劳累可使身心受到损害，心肌耗氧量增加，极易诱发心绞痛。对患冠心病的老年人来说，避免过度劳累，特别是精神疲劳尤其重要。

340. 心血管病患者应怎样进补

- 对心血管病患者来说，滋补药不能代替降压药物治疗、饮食和运动治疗。适当选用一些滋补药对高血压病患者是有好处的，但应注意下列原则：①宜在冬季进补；②高血压病患者宜选用以党参、黄芪、附子、桂枝等为主的温补药物；③高龄老年人多宜选用西洋参、人参、何首乌、枸杞子、天麻、冬虫夏草和（或）羊肉、银耳、核桃、山药等药物或食物进补；④对高血压的老年人，特别是怕冷、四肢不热、精神不振者，应选用红参、附子、肉桂、当归、干姜、桂圆、胡桃肉等温补药；⑤坚持"可补可不补者一般不补，能食补者不要药补"的原则，不可大量或滥用滋补药，以免引起不良反应。

● 高血压病患者：秋冬之交是血压不稳的时节，此时，气温和气压变化幅度最大，主要包括气候多变、气压偏低、寒冷等。寒冷刺激可使外周血管收缩、痉挛，血流速度缓慢，血黏度增高，从而加重心脏负荷，间接地诱发心绞痛和高血压；寒冷刺激还可使交感神经兴奋、心率加快和血压升高，诱发冠脉痉挛，导致管腔闭塞和急性高血压发生。

● 高血压病患者过冬天应注意下列情况

1）除坚持服用降压药物外，应随身携带保健急救盒以应急。

2）寒流、冷空气侵袭，气温骤降时，应多穿衣服，以防受凉。选择着装时，应遵循轻便的原则。

3）在风速大、气压低的寒冷天气里，要注意御寒保暖，尽量减少户外活动。冬季室外散步最好以上午 10~11 时或下午 3 时，阳光充足时为宜。

4）坚持参加力所能及的体育锻炼，增强御寒能力。遇有骤冷、暴雪、大风等天气变化时，应在室内活动。

5）不可突然离开温暖的房间进入寒冷的露天空间，防止室内外温差的刺激。可在楼道内，楼梯门或门厅等处停留片刻，以适应冷暖的变化。

6）居室应保持温暖（湿度18%~20%），室温不宜过高。

7）睡前可服用阿司匹林肠溶片 100~300mg，以预防脑血栓的形成。

8）冷空气直接吸入呼吸道可致冠脉痉挛，高血压病患者户外活动时可戴口罩。

9）冬天活动量相对较小，高血压病患者可出现大便干结，所以，冬天应多吃蔬菜、水果等，以保持大便通畅。饮食不宜过冷，不可饱餐。

10）提倡用冷水洗脸、温水擦身，但高血压病患者不可洗冷水澡。

由于冬天户外活动少，患者可出现情绪反常，易急躁、爱发脾气，家人应多谅解、多体贴、多安慰、多关心。患者也应学会自我调控，适应环境变化。

- 高血压病患者怎样过好夏天？

1）多饮水，防脱水：正常环境温度下，人一天约需水 2000ml 左右，排泄水量总计也为 2000ml 左右，出入水量维持平衡。然而，在夏天高温环境里人体的水分排出量可达到约 3000ml 以上，大运动量锻炼时体内排出水分则高达约 6000ml。因此，要达到体内的水平衡，就要根据排泄量调整饮水量。饮用白开水或含盐不超过 1% 的低盐水能有效补充水分。当然也可通过吃水果、蔬菜来补充。应注意的是，不要等到口渴才喝水，应该养成口渴前就饮水的习惯；经常少量多次饮水，而不是一次大量饮水；运动前后称体重，每丢失体重 0.5kg，就要补充 2～3 杯水，尿色深时多饮水，睡眠时也会丢失水分，睡前醒后饮用一杯水。

2）注意降温避暑：夏季血压波动主要是因为炎热造成的，所以高血压病患者的主要对策就是避暑降温。可以采取制冷造凉、避暑纳凉、散热降温等措施。现在制冷办法很多，高血压病患者应会科学使用空调，室温不要调得过低，保持在 27～28℃ 就好，要保持室内温度恒定。其中，最值得提倡的是浴水散热——游泳。游泳不仅可带走体内过多的热量，有降温除暑之效，还可消耗过剩的营养，降低血脂、血糖，减少脂肪储存，有强身健体之功。

3）根据血压调整药量：一般来说，血压没有过分降低，仍要继续维持剂量服药。一些人夏天血压明显偏低，这时仍服用冬天的剂量容易使血压降得太低，于是就容易出现诸如头晕、脑供血不足、浑身无力甚至导致脑梗死或心绞痛发作。因此，在炎热的夏季，高血压病患者要经常测量血压，并做好记录。然后把这些记录及时告诉医生，医生根据患者监测的结果来调整用药剂量。但是患者绝不可以自己随意改变用药。

4）老年人不可过度降压：60 岁以上的老年人，均有不同程度的动脉硬化，因此偏高些的血压有利于心、脑、肾等脏器的血液供应。如果不顾年龄及患者的具体情况，而一味要求降压到"正常"水平，势必影响上述脏器的功能，反而得不偿失。

5）生活疗法不可放松：如果你已经养成了防治高血压的良好生活习惯，千万不要因为夏季血压有所下降而废弃。你应坚持科学地安排每天的24小时生活，消除危险因素，保持良好保健习惯。诸如：早晨缓慢起床，洗漱后饮白开水或淡盐水一杯，适当晨练，耐心排便，饮食清淡低盐，三餐八分饱，控制体重，睡前泡脚或泡温水澡，保持乐观情绪等，一年四季都要坚持，不可在夏季中断停止。

- 冠心病患者如何过好冬天？大量统计资料表明，冠心病死亡率以12月份至次年2月份最高。寒冷刺激可使外周血管收缩、痉挛，血流速度缓慢，血黏度增高，从而加重心脏负荷，间接地诱发心绞痛和心肌梗死；寒冷刺激还可使交感神经兴奋、心率加快和血压升高，诱发冠状动脉痉挛，导致管腔闭塞和急性心肌梗死发生。因此冠心病患者过冬天应注意下列几点：

1）除坚持服用常用药物外，应随身携带保健急救盒以应急。按医嘱定期复查，了解病变动态，并注意及时防治气管炎、感冒等疾病。

2）寒流、冷空气侵袭或气温骤降时，应多穿衣服，以防受凉，户外活动时应戴口罩。选择着装时，应遵循轻便的原则，否则，过多的衣服会增加心脏负担，加重病情。

3）尽量减少户外活动，参加力所能及的体育锻炼，增强御寒能力。不可在清晨迎风跑步或骑车；冬季室外散步最好以上午10～11时或下午3时，阳光充足时为宜。

4）居室应该保持温暖（18～20℃），不可突然离开温暖的房间。防止室内外温差的刺激。

5）提倡用冷水洗脸、温水擦身，以提高皮肤的抗寒能力。

6）由于冬天活动量相对较小，冠心病患者可出现大便干结，这时应多吃蔬菜、水果等，以保持大便通畅。饮食不宜过冷，不可饱餐。

- 夏天酷暑时，患者出汗多，血黏度增高，易形成血栓，另外炎热气候也可致冠状动脉痉挛，所以夏天也是冠心病的好发季节。冠心病患者过夏天应注意下列几点：

1）注意防暑降温：做到"少擦汗，多扇扇，勤冲澡（温水），适补盐，多补水"。室内可开启空调，使用空调时最佳温度为 24 ~27℃。

2）要保持情绪稳定，起居要有序。

3）专家说："只有心理平衡才能生理平衡，各脏器功能正常，血流通畅，远离心梗的威胁。"冠心病患者如果晚间入睡较晚，早晨不宜过早起床，中午要适当休息，以补充睡眠不足。

4）饮食要清淡：不可过多地吃冷饮，注意饮食卫生和个人卫生。冠心病患者还需要保持大便通畅。

5）忌烟限酒。

342. 心血管病患者拔牙和外科手术时应注意什么

- 高血压病患者拔牙和外科手术时应注意什么？严重的牙痛可使血压升高，但有一点也必须明确，拔牙不慎也可导致高血压的发生。高血压病患者拔牙时可因剧烈疼痛、精神紧张等因素而诱发心绞痛、心律失常或使原有的心律失常加重。一般认为：高血压病患者拔牙前应请心内科医生会诊，只要掌握好指征，在严密的心脏监护下，绝大多数高血压病患者可安全拔牙，但应注意下列几个问题：

1）高血压病患者在拔牙前必须积极治疗高血压，待病情稳定后再行拔牙。

2）拔牙前应在医生指导下适当服用镇静剂，使患者能得到充分休息。

3）不应在空腹或饱餐后拔牙。

4）拔牙时，高血压病患者应提醒牙科医生自己的高血压病史，尽量不要使用肾上腺素，可选择利多卡因做麻醉，以免引起心率增快而诱发血压升高。

5）麻醉要安全，操作要熟练，动作应轻柔，尽量减少疼痛刺激、出血和损伤，以免引起患者精神紧张而诱发血压升高。

6）拔牙前后应予预防抗感染治疗（如口服抗生素等）。

7）如无特殊情况，应分期分批拔除病牙。

8）拔牙前可服长效消心痛，同时备好降压药物。必要时，口腔科医生应与心内科医生密切合作，并在心电监护下拔牙。

需要局部麻醉的小手术如五官科手术，只要患者心功能尚可、血压正常，一般均可耐受；对一些择期手术，如慢性胆囊炎、慢性阑尾炎、体内良性肿瘤等应选择在心功能最佳的时机进行手术；对一些病情危重的手术，如大出血、内脏穿孔、恶性肿瘤等，不论高血压时间长短，都应在严密心电监护下进行手术，必要时心内科医生应在手术台旁监测生命体征，及时配合治疗。

- 冠心病患者拔牙和外科手术时应注意什么？有一点必须明确，冠心病心绞痛有时是以牙痛为首发症状，而严重的牙痛可诱发心绞痛，拔牙不慎也可导致心绞痛、心梗的发生。一般认为：冠心病患者拔牙前应请心内科医生会诊，只要掌握好指征，在严密的心脏监护下，绝大多数冠心病、心梗患者可安全拔牙，但应注意下列几个问题：

1）冠心病心绞痛患者在拔牙前必须积极治疗冠心病，等病情稳定后再行拔牙。

2）拔牙前应在医生指导下适当服用镇静剂，使患者能得到充分休息。

3）不应在空腹或饱餐后拔牙。

4）拔牙时，冠心病患者应提醒牙科医生自己的冠心病、心梗病史，尽量不要使用肾上腺素，可选择利多卡因做麻醉，以免引起心率增快而诱发心绞痛和心律失常的发生。

5）麻醉要安全，操作要熟练，动作应轻柔，尽量减少疼痛刺激、出血和损伤，以免引起患者精神紧张而诱发心绞痛。

6）如无特殊情况，应分期分批拔除病牙。

7）拔牙前可服长效消心痛，同时备好抗心绞痛药物，必要时，口腔科医生应与心内科医生密切合作，并在心电监护下拔牙。

有下列情况者不应拔牙：近期心绞痛频发者；半年内有心梗病史者；近期有心衰者；有严重心律失常者。

心梗患者最好在梗死1~2年后进行手术，若较急的手术，也最好延期至病后3个月进行。此外，还应根据手术的大小和病情的轻重缓急决定，必要时应请心内科医生会诊。

- 高血压病患者中医调理：药膳疗法是指应用药物和具有药性的食物，烹调成菜肴以防治疾病的一种治疗方法。药膳烹调的方法包括炖、焖、煨、煮、炒、烧、炸、卤等。

药膳的特点包括：①药膳的配伍应用以中医药理论为基础；②药膳的烹调制作以中国传统的烹饪技术为手段；③药膳是食疗和药疗的有机结合；④药膳疗法也是品味佳肴的过程；⑤药膳疗法便于家庭执行，适用范围广。

高血压药膳验方包括：

1）黑木耳羹：黑木耳6g、白糖少许，用于治疗冠心病、高血压、高脂血症、气滞血瘀者。

2）荸荠烧香菇：荸荠250g、香菇100g、调料适量，用于高血脂、高血压者。

3）荷叶肉：瘦猪肉150g、米粉50g、甜酱15g、调料适量，用于冠心病高血压者。

- 冠心病患者中医调理：冠心病属于中医的胸痹。冠心病的中医治疗必须权衡标本虚实的轻重缓急。中医将冠心病分为以下几型加以区别、进行辨证施治：

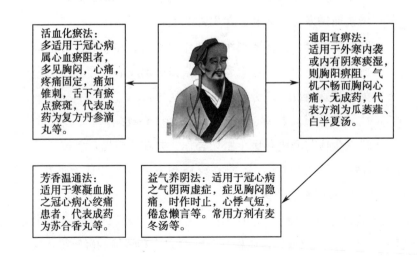

活血化瘀法：多适用于冠心病属心血瘀阻者，多见胸闷，心痛，疼痛固定，痛如锥刺，舌下有瘀点瘀斑，代表成药为复方丹参滴丸等。

通阳宣痹法：适用于外寒内袭或内有阴寒痰湿，则胸阳痹阻，气机不畅而胸闷心痛，无成药，代表方剂为瓜蒌薤、白半夏汤。

芳香温通法：适用于寒凝血脉之冠心病心绞痛患者，代表成药为苏合香丸等。

益气养阴法：适用于冠心病之气阴两虚症，症见胸闷隐痛，时作时止，心悸气短，倦怠懒言等。常用方剂有麦冬汤等。

344. 运动能防治心血管病吗

- 高血压病患者：散步是高血压康复运动中最基础的运动，对高血压的防治有重要意义。散步对高血压病患者的有利影响包括：

  1）散步运动促进全身血液循环，包括冠脉的血液循环，同时，使心肌收缩力加强、心输出量增加。

  2）有节奏的行走能使身体产生一种低频、适度的振动，这种振动可使血流加速、血管张力增加，同时可降低低密度脂蛋白、提高高密度脂蛋白，有利于防治动脉粥样硬化。

  3）散步可促进机体的新陈代谢，增加机体的能量消耗，使肥胖患者体重下降。

  4）散步可增强下肢肌力，同时，由于下肢肌肉的收缩和舒张，促进下肢血流向上回流至心脏，有利于全身血液循环。

- 冠心病患者：运动在冠心病的防治中起着极为重要的作用。久坐、脑力劳动者的冠心病发病率和死亡率均较高，分别是体力劳动者的 2 倍和 1.3 倍。研究表明，运动是通过下列机制对冠心病起到防治作用的。

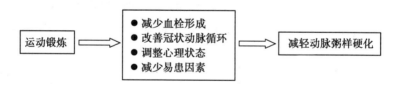

345. 心血管病患者运动时应注意什么

- 高血压病患者运动时应注意下列问题：

  1）运动前应向医生咨询，以确定能否参加运动和体育锻炼，以及运动量的大小等。轻症稳定的患者可自我评估，连续下蹲 10～20 次或原地慢跑 15 秒，若无不适症状，则可进行运行锻炼。

  2）根据患者的年龄、性别、体质和高血压的严重程度确定合适的运动量，以不引起胸闷、心绞痛为度，并根据运动中的反应随时加

预防康复与自我管理篇

225

以调整。

3）高血压病患者早晨的冠状动脉张力高，易出现心绞痛、猝死等心血管意外事件，特别晨 5 时至上午 11 时，故最佳运动时应在下午。饭后不能立即运动，一般建议饭后 1～2 小时方可开始运动。晚饭后散步也是很好的选择。

4）避免剧烈的、竞技性体育活动；禁洗冷水浴（使血管收缩和外周阻力增加，易诱发高血压或心绞痛）；不宜在活动后立即洗热水浴；禁在无人监护区游泳；慎做深呼吸和与屏气有关的动作。

5）若出现胸痛、脚闷、呼吸困难、出冷汗、头晕、恶心、乏力，应立即停止运动，必要时请医生诊治。

6）应持之以恒、循序渐进，动作由慢到快、由易到难、由简到繁，逐渐增加运动量和运动时间，切莫急于求成或半途而废。

7）运动前应做 15 分钟的准备工作，运动后应有 15 分钟的放松时间。运动时应携带急救药品，必要时备有救生卡，写清姓名、年龄、地址、联系电话、疾病名和用药等。

8）高温或寒冷时适当减少运动量，或改变运动项目。

9）活动地点应选在居住地或工作场所附近，提倡结伴锻炼。

- 冠心病患者运动时应注意下列几点：

1）运动前应向医生咨询，以确定能否参加运动和体育锻炼，以及运动量的大小等。轻症稳定的患者可做自我评估，连续下蹲 10～20 次或原地慢跑 15 秒钟，若无不适症状，则可进行运动锻炼。

2）冠心病患者早晨的冠状动脉张力高，易出现心绞痛、心肌梗死、猝死等心血管意外事件，故最佳运动时间应在下午。饭后不能立即进行活动，一般建议饭后 1～2 小时方可开始运动。

3）避免剧烈的、竞技性体育活动；禁洗冷水浴；不宜在活动后立即洗热水浴；严禁在无人监护区游泳；慎做深呼吸和与屏气有关的动作。

4）运动前应做 15 分钟的准备工作，运动后应有 15 分钟的放松时间。运动时若出现胸痛、胸闷、呼吸困难、出冷汗、头晕、恶心、乏力，应立即停止运动，必要时请医生诊治。

5）运动应持之以恒、循序渐进。

6）外出运动时应携带急救药品，必要时应备有救生卡，写清姓名、年龄、地址、联系电话、疾病名和用药等。

7）有下列情况者应禁止运动或严格限制运动量：

　　a. 急性心肌梗死、重度心衰、频发严重心绞痛、有室速等严重心律失常病史的患者。

　　b. 糖尿病尚未良好控制者。

　　c. 有传导阻滞、植入起搏器、服用洋地黄、高血压未良好控制者。

346. 心血管病患者为什么应避免屏气、大笑和深呼吸

- 屏气（深吸气后紧闭声门用力呼气）动作可使血压产生如下变化：因胸腔内压增高而使血压上升；因回心血量减少和心排血量减少，血压随之下降，反射性引起心率加快；用力结束长呼气，胸腔内压下降，可使血压进一步下降；血压继续下降至原来水平以下。因此，冠心病患者应避免屏气和与屏气有关的动作，如俯首提重物、用力解大便、伸手向远处递东西等。

- 冠心病患者不宜大笑，大笑可使交感神经兴奋、肾上腺分泌增加、血液循环加速、心率加快、心肌耗氧量增加，从而加重心肌缺血缺氧，易诱发心绞痛、心肌梗死或心律失常等。

- 深呼吸不能缓解心绞痛症状，对冠心病患者是有害无益的。同时会造成体内含氧量增加，二氧化碳含量降低，从而打乱体内氧与二氧化碳的平衡，引发人体生理功能紊乱，如体内酸性物质下降和碱性物质相对增加，严重时可导致碱中毒；深呼吸还可导致冠状动脉痉挛、支气管痉挛等。故冠心病患者忌长时间深呼吸。

347. 心血管病患者饮茶和可乐等饮料时应注意什么

- 茶叶、咖啡和可可号称世界三大饮料。茶叶中含有 400 余种化学成分，包括咖啡、茶碱、鞣酸、茶多酚、氨基酸、维生素等。咖啡、可可中含有咖啡因，对胃肠道有刺激作用，可引起恶心、呕吐，还

可引起心动过速、心律失常、心绞痛等。

1) 咖啡因和茶碱能兴奋呼吸和心血管中枢，使呼吸加深、心肌收缩力加强、冠状动脉扩张，同时还可有利尿作用。

2) 鞣酸有消炎、解毒、抗菌等作用。

3) 茶多酚、维生素、氨基酸等对冠心病患者有益处。

4) 茶等饮料对冠心病有益，但若饮用不当，仍会产生不良影响。冠心病患者饮茶等饮料时应注意下列问题：

①茶宜清淡，不要饮浓茶。浓茶所含的过多咖啡因可致兴奋、失眠和不安；浓茶中的大量鞣酸可影响蛋白质等营养成分的吸收，还可致便秘。

②宜喝热茶，切忌喝冷茶。冷茶入胃可刺激迷走神经，导致心律失常。

③临睡前不宜喝茶。茶叶有兴奋中枢神经、强心、利尿作用，晚上饮茶可致失眠、夜间多尿，并影响正常睡眠。

④口服药物时不宜用茶水送服，因茶水中的鞣酸可与药物结合成不易吸收的物质而沉淀，影响药物的治疗效果。有便秘的冠心病患者不宜饮茶，茶中的鞣酸可加重便秘。

⑤饭后不宜立即喝茶，鞣酸可影响蛋白质、铁、B 族维生素等的吸收，引起消化不良或某些营养物质缺乏。

⑥不饮过夜茶，不用沸水冲茶，最好用 70～80℃热开水泡茶。

⑦伴有溃疡病的冠心病患者不宜饮茶，以免引起上消化道出血。

⑧应根据患者体质、病情选择茶叶。绿茶主要用于阴虚火旺者（口干、潮热、盗汗、舌质红、苔少、脉细速）；红茶主要用于脾胃虚寒者（乏力、面色苍白、口干、四肢不温、大便稀薄、舌质淡、脉弱）；花茶适用范围广；乌龙茶具减肥降脂作用。

⑨冠心病患者忌畅饮可乐等饮料，大量饮用（如一次饮 10 瓶）可产生中毒症状，出现躁动不安、呼吸急促、肌肉震颤、心动过速等。冠心病患者大量饮用饮料可诱发心绞痛、心律失常等。

⑩咖啡可使体重增加、血糖升高、血胆固醇成分比例失调，对冠

心病和心肌梗死患者都是不利的。建议高胆固醇血症者和冠心病患者最好不要喝咖啡。

(348.) 心血管病患者发生心力衰竭入院后应注意什么

- 合理安排作息。对心功能Ⅲ级的患者,一天大部分时间应卧床休息,并以半卧位为宜。在病情得到控制后,稍下床活动和自理生活,适当进行户外散步,减少由于长期卧床引起的下肢栓塞、肺部感染和体力、精力日益衰退,有助于身心健康。心功能Ⅳ级的患者,必须绝对卧床,避免任何体力活动,以减轻心脏负担。

- 气急明显者,可给予吸入袋装氧气。

- 重度心力衰竭、明显水肿或年老体弱的患者,容易产生下肢静脉栓塞、肢体萎缩、肺炎和褥疮等。原则上不能移动患者,必要时只能轻轻地调换床单及衣服。痰不易咳出时,可适当用侧体引流。

- 心力衰竭患者要限制盐的摄入,强调低盐饮食,防止水在体内潴留,导致水肿和心脏负担加重。食物以高热量、高蛋白、多维生素、易消化为宜。注意少量多餐,因进食过饱会增加心脏负担,诱发心力衰竭。

- 冠状动脉心脏病、高血压心脏病和肥胖者宜用低脂及低胆固醇饮食。严禁烟酒和刺激性食物。控制水分。

- 要经常注意心律和心率的变化。对正常窦性心律患者,测脉率即可;如有心房颤动的患者,可通过听诊器来测量心率。发觉病情有异常变化,应立即送医院治疗。

- 心力衰竭患者应避免过度劳累和精神刺激,要节欲或避孕,病情严重者应遵医嘱暂禁妊娠,以防止心力衰竭发作。

- 气候转冷时要注意加强室内保暖措施,防止上呼吸道感染,减少发作诱因。

(349.) 心力衰竭患者生活方式如何管理

- 患者教育:心衰患者及家属应得到准确的有关疾病知识和管理的指

导，内容主要包括健康的生活方式、平稳的情绪、适当的诱因规避、规范的药物服用、合理的随访计划。

- 体重管理：日常体重监测能简便、直观地反映患者体液潴留情况及利尿剂疗效，帮助指导调整治疗方案。体重改变往往出现在临床体液潴留症状和体征之前。部分严重慢性心衰患者存在临床或亚临床营养不良，若患者出现大量的体脂丢失或干重减轻称为心脏性恶液质，往往预示预后不良。

- 饮食管理：心衰患者血容量增加，体内血钠潴留，减少钠盐摄入有利于减轻上述情况，但在应用强效排钠利尿药时，过分严格限钠可导致低钠血症。

- 心理管理：心衰患者要保持心情放松，避免情绪激动，学会自我调整，同时要理解在心衰患者抑郁症状和识别功能异常是常见的。

350. 心力衰竭患者怎样安排休息与运动

- 患者在发病的急性期或病情并不稳定的情况下，应限制体力活动，卧床休息，以降低心脏负荷，有利于心功能的恢复。但长期卧床易导致深静脉血栓形成甚至肺血栓，同时也可能出现消化功能减低、肌肉萎缩、坠积性肺炎、压疮等。适宜的轻体力活动能提高患者的骨骼肌功能，改善活动耐量。因此应鼓励病情稳定的心衰患者主动运动，根据病情轻重不同，在不诱发症状的前提下从床边小坐开始逐步增加有氧活动量。

351. 心衰患者应怎样进行饮食管理

- 心衰患者每日严格记录出入量。入量包括：食物、饮水量、水果、蔬菜。

- 出量包括：24 小时尿量、大便量、呕吐量、胸水及腹水抽出量。

- 应多食高蛋白、高维生素、高热量、清淡易消化的食物，如瘦肉、豆制品、鱼类，少吃煎炸、动物脂肪和含胆固醇高的食物，多吃蔬菜，尤其是绿色蔬菜。

- 饮食不宜过饱，忌暴饮暴食，少饮咖啡及浓茶。
- 限制钠的摄入，是控制心衰的最适当的方法。正常人每日需盐量 10 克左右，轻度心衰患者可控制在 5 克左右，中度心衰患者限制在 2.5 克，重度心衰患者不超过 1 克。

352. 起搏器或支架植入可以做 CT 和 MRI 吗

- MRI 在扫描过程中会产生强大的磁场，造成支架、起搏器等植入器械的金属部分局部温度升高，使植入物发热、拉伸、转向或移位，引起支架脱落，易造成冠心病患者面临再发心梗风险。
- 起搏器可能受到扫描过程中产生的电磁场干扰而失去部分或全部功能，例如引起不同步起搏、抑制必须的起搏、给予不恰当的起搏等改变，导致患者组织损伤，严重者可致死亡。
- 据研究，临床实践中没有发现 CT 扫描导致心脏起搏器、转复除颤器植入患者发生异常除颤、装置重置及其他严重临床事件发生，由于 CT 和 PET-CT 检查不会对心脏支架造成影响，因此一般情况下，对于心脏支架和起搏器植入患者可行 CT 和 PET-CT 检查。

353. 哪些活动不影响起搏器的工作

- 在植入起搏器的第一周，植入侧的手臂避免高举过头或剧烈活动。在手术 1~2 个月后，上肢活动可逐渐加强活动，做抬举动作，手臂高举过头，以能摸到对侧耳垂为佳。出院后可以根据自己的体力进行体育锻炼，以不感觉过分疲劳、心慌气短为宜；避免起搏器植入侧肢体剧烈活动即可。
- 避免用起搏器植入侧的手臂负重；洗桑拿或热水浴原则上对起搏器没有影响，但如伴有严重的原发性心脏病（如冠心病严重血管病变），水温过高可能对病情不利；性生活一般不影响起搏器，而与原发病有关；适度饮酒不影响起搏器，因为起搏器本身不受饮食的影响；保证所有的常用电器接地，避免接触漏电的设备；驾驶摩托车或乘坐剧烈颠簸的汽车时，可能对有些起搏器有影响。

- 如何处理压力，如何管理好自己的压力呢？其实真正的压力，与其说是来自外界，不如说是来自我们的内心。而真正的压力管理，就是自我管理。当我们做好了自我的规划，压力就不再是问题而是契机了。良好的压力管理，主要有两个方面。

- 事务管理。事务管理有两个简单的方法。
  1）棘手的事先做。
  2）先做最重要的事。

- 情绪管理
  1）不要压抑情绪。负面情绪一旦被压抑，不仅不会消失，反而会造成身体的疾病和心理的负担。因此，其实每一种情绪都有其价值和正面意义，所谓正面负面只是我们自己所下的定义。不管是什么情绪，只要得到接纳，就会慢慢消失。
  2）要认清情绪从何而来？实质上，我们之所以会产生负面情绪，不是外界或他人对我们做了什么，而是由我们内心对世界的看法所决定。所以要学会调节自己的心态很重要。